Praktische Tipps für Diabetiker

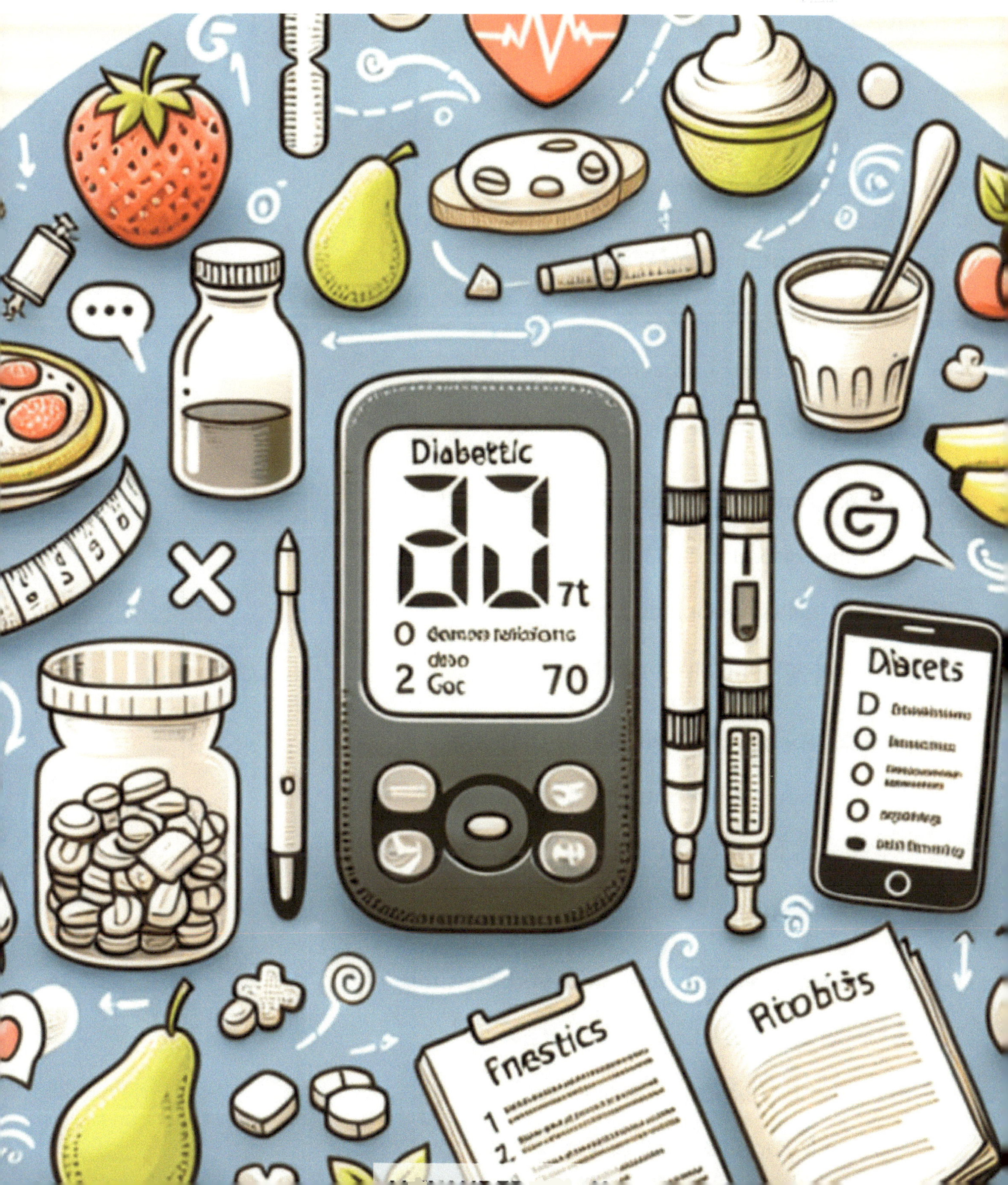

INHALTSVERZEICHNIS

Kapitel 1: Einführung in Diabetes   **4**

1.1 Was ist Diabetes?   4

1.2 Statistiken und Trends   6

1.3 Bedeutung der Aufklärung   7

Kapitel 2: Typen von Diabetes   **8**

2.1 Typ-1-Diabetes   8

2.2 Typ-2-Diabetes   10

2.3 Gestationsdiabetes   11

Kapitel 3: Symptome und Diagnose   **12**

3.1 Häufige Symptome   12

3.2 Diagnosetests und Verfahren   13

3.3 Bedeutung einer frühen Diagnose   14

Kapitel 4: Grundlagen der diabetischen Ernährung   **15**

4.1 Nährstoffbedarf bei Diabetes   15

4.2 Die Rolle von Kohlenhydraten   17

4.3 Essensplanung für Diabetiker   18

Kapitel 5: Lebensmittelauswahl für Diabetiker   **20**

5.1 Geeignete Lebensmittelgruppen   20

5.2 Vermeidung von Zucker und verarbeiteten Lebensmitteln   22

5.3 Portionenkontrolle   23

Kapitel 6: Mahlzeitenplanung und -vorbereitung   **24**

6.1 Wöchentliche Essenspläne erstellen   24

6.2 Gesunde Rezepte für Diabetiker   26

6.3 Snacks für zwischendurch   27

Kapitel 7: Körperliche Aktivität und Diabetesmanagement   **28**

7.1 Vorteile von Bewegung bei Diabetes   28

7.2 Empfohlene Sportarten und Aktivitäten   30

7.3 Integration von Bewegung in den Alltag   31

Kapitel 8: Blutzuckerkontrolle verstehen   **32**

8.1 Blutzuckermessgeräte im Einsatz   32

8.2 Interpretation der Blutzuckerwerte   34

8.3 Strategien zur Blutzuckerkontrolle   35

Kapitel 9: Stressbewältigung bei Diabetes   **37**

9.1 Auswirkungen von Stress auf den Blutzucker   37

9.2 Techniken zur Stressreduktion   38

9.3 Förderung des emotionalen Wohlbefindens   39

Kapitel 10: Komplikationen von Diabetes   **40**

10.1 Häufige Langzeitkomplikationen   40

10.2 Präventionsstrategien   42

10.3 Regelmäßige Gesundheitschecks   44

Kapitel 11: Unterstützungssysteme für Diabetiker   **45**

11.1 Rolle der Familie und Freunde   45

11.2 Selbsthilfegruppen und Netzwerke   47

11.3 Professionelle Unterstützung suchen   48

Kapitel 12: Psychologische Aspekte des Lebens mit Diabetes   **49**

12.1 Umgang mit Ängsten und Sorgen   49

12.2 Motivation aufrechterhalten   51

12.3 Positive Denkweise entwickeln   52

Kapitel 13: Technologische Hilfsmittel im Diabetesmanagement　　53

13.1 Apps zur Blutzuckerkontrolle　　53

13.2 Insulinpumpen und kontinuierliche Glukosemessung　　55

13.3 Online-Ressourcen nutzen　　56

Kapitel 14: Reisen mit Diabetes　　57

14.1 Vorbereitung auf Reisen　　57

14.2 Ernährung unterwegs　　59

14.3 Notfallmaßnahmen während des Reisens　　60

Kapitel 15: Ernährungstrends und ihre Relevanz für Diabetiker　　61

15.1 Low-Carb-Diäten　　61

15.2 Intervallfasten　　63

15.3 Vegetarische/Vegane Ernährung　　64

Kapitel 16: Mythen über Diabetes entlarven　　65

16.1 Häufige Missverständnisse　　65

16.2 Fakten vs. Fiktion　　67

16.3 Aufklärung als Schlüssel　　68

Kapitel 17: Zukünftige Entwicklungen in der Diabetesforschung　　69

17.1 Neue Therapien　　69

17.2 Genetik und personalisierte Medizin　　71

17.3 Prävention durch Forschung　　72

Kapitel 18: Fazit und Ausblick　　73

18.1 Zusammenfassung der wichtigsten Punkte　　73

18.2 Ermutigung zur aktiven Teilnahme am eigenen Gesundheitsmanagement　　75

18.3 Ressourcen für weiteres Lernen　　76

1
Einführung in Diabetes

1.1 Was ist Diabetes?

Diabetes mellitus, oft einfach als Diabetes bezeichnet, ist eine chronische Stoffwechselerkrankung, die durch erhöhte Blutzuckerwerte (Hyperglykämie) gekennzeichnet ist. Diese Erkrankung entsteht entweder durch eine unzureichende Insulinproduktion der Bauchspeicheldrüse oder durch eine verminderte Empfindlichkeit der Körperzellen gegenüber Insulin. Insulin ist ein Hormon, das für die Regulierung des Blutzuckerspiegels entscheidend ist und es den Zellen ermöglicht, Glukose aus dem Blut aufzunehmen.

Es gibt mehrere Typen von Diabetes, wobei die häufigsten Typen Typ 1 und Typ 2 sind. Typ-1-Diabetes tritt meist in der Kindheit oder Jugend auf und resultiert aus einer Autoimmunreaktion, bei der das Immunsystem die insulinproduzierenden Betazellen in der Bauchspeicheldrüse angreift. Im Gegensatz dazu entwickelt sich Typ-2-Diabetes häufig im Erwachsenenalter und steht oft im Zusammenhang mit Übergewicht, Bewegungsmangel und genetischen Faktoren. Bei dieser Form kann das Insulin zwar produziert werden, jedoch reagieren die Zellen nicht mehr ausreichend darauf.

Die Symptome von Diabetes können variieren und umfassen häufig übermäßigen Durst, häufiges Wasserlassen, Müdigkeit sowie unerklärlichen Gewichtsverlust. Langfristig kann unbehandelter Diabetes zu schwerwiegenden Komplikationen führen, darunter Herz-Kreislauf-Erkrankungen, Nierenschäden und Nervenschäden. Daher ist eine frühzeitige Diagnose und ein effektives Management der Erkrankung von größter Bedeutung.

Die Behandlung von Diabetes erfordert einen ganzheitlichen Ansatz. Neben medikamentöser Therapie spielen Ernährung und Bewegung eine zentrale Rolle im Alltag eines Diabetikers. Eine ausgewogene Ernährung hilft dabei, den Blutzuckerspiegel stabil zu halten und das Risiko von Komplikationen zu minimieren. Regelmäßige körperliche Aktivität verbessert nicht nur die Insulinempfindlichkeit, sondern trägt auch zur allgemeinen Gesundheit bei.

Zusammenfassend lässt sich sagen, dass Diabetes eine komplexe Erkrankung ist, die weitreichende Auswirkungen auf das Leben der Betroffenen hat. Ein fundiertes Verständnis dieser Krankheit sowie ihrer Ursachen und Behandlungsmöglichkeiten ist entscheidend für ein gesundes Leben mit Diabetes.

1.2 Statistiken und Trends

Die Analyse von Statistiken und Trends im Zusammenhang mit Diabetes ist entscheidend, um das Ausmaß der Erkrankung zu verstehen und geeignete Maßnahmen zur Prävention und Behandlung zu entwickeln. Laut der International Diabetes Federation (IDF lebten im Jahr 2021 weltweit etwa 537 Millionen Erwachsene mit Diabetes, eine Zahl, die bis 2045 auf 783 Millionen ansteigen könnte. Diese alarmierenden Zahlen verdeutlichen die Dringlichkeit, effektive Strategien zur Bekämpfung dieser chronischen Erkrankung zu implementieren.

Ein bemerkenswerter Trend ist die Zunahme von Typ-2-Diabetes, insbesondere in Ländern mit sich schnell entwickelnden Volkswirtschaften. Faktoren wie Urbanisierung, ungesunde Ernährung und Bewegungsmangel tragen erheblich zu diesem Anstieg bei. In vielen westlichen Ländern sind Übergewicht und Fettleibigkeit als Hauptursachen für Typ-2-Diabetes identifiziert worden. Statistiken zeigen, dass über 90 % der Diabetiker an Typ-2-Diabetes leiden, was die Notwendigkeit unterstreicht, Aufklärungsprogramme über gesunde Lebensstile zu fördern.

Zusätzlich gibt es signifikante Unterschiede in der Prävalenz von Diabetes zwischen verschiedenen Altersgruppen und ethnischen Gruppen. Ältere Erwachsene sind stärker betroffen, wobei das Risiko mit dem Alter steigt. Studien haben gezeigt, dass bestimmte ethnische Gruppen wie Afroamerikaner, Hispanics und Asiaten ein höheres Risiko für die Entwicklung von Diabetes haben als ihre weißen Mitbürger. Diese Erkenntnisse erfordern gezielte Ansätze zur Gesundheitsförderung in diesen Gemeinschaften.

Ein weiterer wichtiger Aspekt ist die wirtschaftliche Belastung durch Diabetes. Die IDF schätzt, dass die globalen Gesundheitsausgaben für Diabetes im Jahr 2021 etwa 966 Milliarden US-Dollar betrugen. Diese Kosten resultieren nicht nur aus direkten medizinischen Ausgaben, sondern auch aus Produktivitätsverlusten aufgrund von Komplikationen oder vorzeitigen Todesfällen durch diabetesbedingte Erkrankungen.

Insgesamt zeigen diese Statistiken und Trends nicht nur das wachsende Problem des Diabetes auf, sondern auch den dringenden Bedarf an umfassenden Präventionsstrategien sowie einer verbesserten Versorgung für Betroffene weltweit.

1.3 Bedeutung der Aufklärung

Die Aufklärung über Diabetes ist von entscheidender Bedeutung, um das Bewusstsein für diese chronische Erkrankung zu schärfen und die Lebensqualität der Betroffenen zu verbessern. Durch gezielte Informationskampagnen können Menschen über die Risikofaktoren, Symptome und Behandlungsmöglichkeiten aufgeklärt werden. Dies ist besonders wichtig, da viele Menschen mit Diabetes unentdeckt bleiben oder erst spät diagnostiziert werden, was zu schwerwiegenden gesundheitlichen Komplikationen führen kann.

Ein zentraler Aspekt der Aufklärung ist die Förderung eines gesunden Lebensstils. Die Vermittlung von Wissen über Ernährung, Bewegung und Stressbewältigung kann dazu beitragen, das Risiko für Typ-2-Diabetes signifikant zu senken. Studien zeigen, dass bereits kleine Änderungen im Lebensstil – wie eine ausgewogene Ernährung und regelmäßige körperliche Aktivität – einen großen Einfluss auf die Prävention haben können. Aufklärungsprogramme sollten daher praktische Tipps und Strategien bieten, um diese Veränderungen in den Alltag zu integrieren.

Darüber hinaus spielt die Aufklärung eine wichtige Rolle bei der Entstigmatisierung von Diabetes. Viele Menschen empfinden Scham oder Schuld aufgrund ihrer Erkrankung, was sie davon abhalten kann, Hilfe in Anspruch zu nehmen oder sich aktiv um ihre Gesundheit zu kümmern. Durch offene Gespräche und Informationsveranstaltungen können Vorurteile abgebaut werden, sodass Betroffene sich eher trauen, ihre Situation anzusprechen und Unterstützung zu suchen.

Ein weiterer wichtiger Punkt ist die Schulung von Fachkräften im Gesundheitswesen. Ärzte und Pflegepersonal müssen über aktuelle Entwicklungen in der Diabetesforschung informiert sein sowie effektive Kommunikationsstrategien entwickeln, um Patienten bestmöglich aufzuklären. Eine gute Arzt-Patienten-Beziehung fördert nicht nur das Vertrauen, sondern auch die Bereitschaft der Patienten zur Mitwirkung an ihrer eigenen Behandlung.

Zusammenfassend lässt sich sagen, dass die Bedeutung der Aufklärung über Diabetes weitreichend ist: Sie trägt zur Prävention bei, verbessert das Management der Erkrankung und fördert ein besseres Verständnis innerhalb der Gesellschaft. Nur durch umfassende Bildungsmaßnahmen kann langfristig eine positive Veränderung im Umgang mit Diabetes erreicht werden.

2
Typen von Diabetes

2.1 Typ-1-Diabetes

Typ-1-Diabetes ist eine autoimmune Erkrankung, die in der Regel im Kindes- oder Jugendalter auftritt, aber auch bei Erwachsenen diagnostiziert werden kann. Bei dieser Form von Diabetes produziert der Körper kein Insulin, ein Hormon, das für die Regulierung des Blutzuckerspiegels unerlässlich ist. Die Zerstörung der insulinproduzierenden Betazellen in der Bauchspeicheldrüse erfolgt durch eine Fehlreaktion des Immunsystems, was zu einem absoluten Insulinmangel führt.

Die Symptome von Typ-1-Diabetes können schnell auftreten und umfassen häufig übermäßigen Durst, häufiges Wasserlassen, Gewichtsverlust trotz normaler oder erhöhter Nahrungsaufnahme sowie Müdigkeit. Diese Symptome sind oft die ersten Anzeichen einer schweren Stoffwechselentgleisung, die als diabetische Ketoazidose bekannt ist und einen medizinischen Notfall darstellt.

Die Diagnose erfolgt in der Regel durch Blutuntersuchungen zur Bestimmung des Blutzuckerspiegels sowie durch Tests auf Ketone im Urin. Ein wichtiger Aspekt bei der Behandlung von Typ-1-Diabetes ist die lebenslange Insulintherapie. Patienten müssen regelmäßig ihren Blutzucker messen und ihre Insulindosen anpassen, um Hypoglykämien (niedriger Blutzucker) oder Hyperglykämien (hoher Blutzucker) zu vermeiden.

Zusätzlich zur Insulintherapie spielt die Ernährung eine entscheidende Rolle im Management von Typ-1-Diabetes. Eine ausgewogene Ernährung mit kontrollierter Kohlenhydrataufnahme hilft dabei, den Blutzuckerspiegel stabil zu halten. Es wird empfohlen, komplexe Kohlenhydrate wie Vollkornprodukte und Hülsenfrüchte zu bevorzugen und einfache Zucker zu minimieren.

Körperliche Aktivität hat ebenfalls einen positiven Einfluss auf den Blutzuckerspiegel und sollte Teil eines gesunden Lebensstils sein. Sport kann helfen, den Insulinbedarf zu senken und das allgemeine Wohlbefinden zu steigern. Dennoch müssen Patienten darauf achten, ihre Blutzuckerwerte vor und nach dem Training zu überprüfen.

Insgesamt erfordert das Leben mit Typ-1-Diabetes eine umfassende Schulung über die Krankheit sowie kontinuierliche Unterstützung durch Fachkräfte im Gesundheitswesen. Mit dem richtigen Wissen und Management können Betroffene jedoch ein erfülltes Leben führen.

2.2 Typ-2-Diabetes

Typ-2-Diabetes ist die häufigste Form von Diabetes und macht etwa 90-95% aller Diabetesfälle aus. Diese Erkrankung tritt in der Regel im Erwachsenenalter auf, kann jedoch zunehmend auch bei Kindern und Jugendlichen diagnostiziert werden, insbesondere im Zusammenhang mit Übergewicht und Bewegungsmangel. Im Gegensatz zu Typ-1-Diabetes produziert der Körper bei Typ-2-Diabetes zwar Insulin, jedoch nicht in ausreichenden Mengen oder die Zellen reagieren nicht mehr richtig auf das Hormon, was als Insulinresistenz bezeichnet wird.

Die Symptome von Typ-2-Diabetes entwickeln sich oft schleichend und können zunächst unbemerkt bleiben. Zu den häufigsten Anzeichen gehören erhöhter Durst, häufiges Wasserlassen, Müdigkeit sowie verschwommenes Sehen. Viele Betroffene bemerken diese Symptome erst, wenn bereits schwerwiegende Komplikationen wie Herz-Kreislauf-Erkrankungen oder Nierenschäden auftreten.

Die Diagnose erfolgt durch Blutuntersuchungen zur Bestimmung des Blutzuckerspiegels. Ein wichtiger Marker ist der HbA1c-Wert, der den durchschnittlichen Blutzuckerspiegel über die letzten zwei bis drei Monate widerspiegelt. Ein Wert von 6,5% oder höher weist auf Diabetes hin.

Die Behandlung von Typ-2-Diabetes umfasst in erster Linie Lebensstiländerungen wie eine gesunde Ernährung und regelmäßige körperliche Aktivität. Eine Gewichtsreduktion kann signifikant zur Verbesserung der Insulinempfindlichkeit beitragen. In vielen Fällen reicht dies aus, um den Blutzuckerspiegel zu normalisieren oder zu stabilisieren.

- **Ernährung:** Eine ausgewogene Ernährung mit einem hohen Anteil an Ballaststoffen und einer Reduzierung einfacher Zucker ist entscheidend.
- **Körperliche Aktivität:** Mindestens 150 Minuten moderate Bewegung pro Woche sind empfohlen.
- **Medikamentöse Therapie:** Wenn Lebensstiländerungen nicht ausreichen, können orale Antidiabetika oder Insulintherapien notwendig sein.

Zudem spielt die regelmäßige Überwachung des Blutzuckers eine zentrale Rolle im Management von Typ-2-Diabetes. Die Patienten sollten eng mit ihrem Arzt zusammenarbeiten, um individuelle Behandlungspläne zu entwickeln und mögliche Komplikationen frühzeitig zu erkennen. Mit einer umfassenden Betreuung können Menschen mit Typ-2-Diabetes ein gesundes und aktives Leben führen.

2.3 Gestationsdiabetes

Gestationsdiabetes, auch als Schwangerschaftsdiabetes bekannt, ist eine Form von Diabetes, die während der Schwangerschaft auftritt und typischerweise in der zweiten Hälfte der Schwangerschaft diagnostiziert wird. Diese Erkrankung betrifft schätzungsweise 5-10% aller Schwangeren und stellt sowohl für die Mutter als auch für das ungeborene Kind ein erhöhtes Risiko dar. Die Bedeutung des Gestationsdiabetes liegt nicht nur in den unmittelbaren gesundheitlichen Auswirkungen, sondern auch in den langfristigen Folgen für die betroffenen Frauen und ihre Kinder.

Die Ursachen für Gestationsdiabetes sind vielfältig und umfassen hormonelle Veränderungen, die während der Schwangerschaft auftreten. Diese Hormone können die Insulinempfindlichkeit verringern, was zu erhöhten Blutzuckerwerten führt. Risikofaktoren sind unter anderem Übergewicht vor der Schwangerschaft, familiäre Vorbelastung mit Diabetes sowie ein höheres Alter der Schwangeren. Frauen mit diesen Risikofaktoren sollten besonders aufmerksam auf mögliche Symptome achten.

Die Diagnose erfolgt durch einen Glukosetoleranztest, bei dem der Blutzuckerspiegel nach einer Zufuhr von Zucker gemessen wird. Ein erhöhter Wert kann auf Gestationsdiabetes hinweisen. Es ist wichtig, diese Erkrankung frühzeitig zu erkennen, da unbehandelte hohe Blutzuckerwerte sowohl das Risiko für Komplikationen während der Geburt erhöhen als auch langfristige Gesundheitsprobleme wie Typ-2-Diabetes bei der Mutter begünstigen können.

Die Behandlung von Gestationsdiabetes konzentriert sich auf eine gesunde Ernährung und regelmäßige körperliche Aktivität. In vielen Fällen kann eine Anpassung des Lebensstils ausreichen, um den Blutzuckerspiegel zu kontrollieren. Bei schwereren Verläufen kann jedoch eine Insulintherapie erforderlich sein. Eine enge Zusammenarbeit zwischen Patientin und medizinischem Fachpersonal ist entscheidend für den Erfolg der Behandlung.

Nach der Geburt sollten Frauen mit Gestationsdiabetes regelmäßig auf ihren Blutzuckerspiegel überwacht werden, da sie ein erhöhtes Risiko haben, später an Typ-2-Diabetes zu erkranken. Durch präventive Maßnahmen wie gesunde Ernährung und Bewegung können viele dieser Frauen ihr Risiko signifikant senken und somit ihre Gesundheit langfristig verbessern.

3
Symptome und Diagnose

3.1 Häufige Symptome

Die Erkennung der Symptome von Diabetes ist entscheidend für eine frühzeitige Diagnose und ein effektives Management der Erkrankung. Diabetes kann sich auf verschiedene Weise äußern, und die Symptome können je nach Typ und Schweregrad variieren. Zu den häufigsten Symptomen gehören übermäßiger Durst, häufiges Wasserlassen, Müdigkeit und unerklärlicher Gewichtsverlust. Diese Anzeichen sind nicht nur unangenehm, sondern können auch auf schwerwiegende gesundheitliche Probleme hinweisen, wenn sie unbehandelt bleiben.

Ein zentrales Symptom ist **Polyurie**, das durch häufiges Wasserlassen gekennzeichnet ist. Dies geschieht, weil hohe Blutzuckerwerte dazu führen, dass die Nieren überschüssigen Zucker aus dem Blut filtern müssen, was zu einer erhöhten Urinproduktion führt. Infolgedessen verspüren Betroffene oft einen intensiven Durst (**Polydipsie**). Diese beiden Symptome treten häufig gemeinsam auf und können zu Dehydration führen.

Ein weiteres häufiges Symptom ist die **Müdigkeit**. Menschen mit Diabetes fühlen sich oft erschöpft, da ihre Zellen nicht genügend Glukose aufnehmen können, um Energie zu produzieren. Dies kann auch zu Konzentrationsschwierigkeiten führen. Zudem berichten viele Betroffene von einem **unerklärlichen Gewichtsverlust**, insbesondere bei Typ-1-Diabetes. Hierbei verbrennt der Körper Fett und Muskelmasse als alternative Energiequelle aufgrund des Insulinmangels.

Zusätzlich zu diesen klassischen Symptomen können auch **Sehstörungen**, wie verschwommenes Sehen oder plötzliche Veränderungen in der Sehschärfe auftreten. Diese sind oft das Ergebnis von Flüssigkeitsverschiebungen im Körper aufgrund hoher Blutzuckerwerte. Langfristig kann dies zu ernsthaften Augenproblemen führen.

Es ist wichtig zu beachten, dass einige Menschen mit Diabetes keine offensichtlichen Symptome zeigen (asymptomatisch), insbesondere in den frühen Stadien der Erkrankung oder bei Typ-2-Diabetes. Daher sollten regelmäßige Gesundheitsuntersuchungen zur Früherkennung von Diabetes durchgeführt werden, um mögliche Komplikationen rechtzeitig zu verhindern.

3.2 Diagnosetests und Verfahren

Die Diagnose von Diabetes ist ein entscheidender Schritt zur frühzeitigen Erkennung und Behandlung der Erkrankung. Verschiedene Diagnosetests und Verfahren werden eingesetzt, um den Blutzuckerspiegel zu messen und die Art des Diabetes zu bestimmen. Diese Tests sind nicht nur wichtig für die Diagnose, sondern auch für das Monitoring des Krankheitsverlaufs und die Anpassung der Therapie.

Ein gängiger Test ist der **Nüchternblutzucker-Test**, bei dem der Blutzuckerspiegel nach einer Fastenperiode von mindestens acht Stunden gemessen wird. Ein Wert von 126 mg/dl oder höher deutet auf Diabetes hin. Dieser Test ist einfach durchzuführen und liefert schnelle Ergebnisse, weshalb er häufig in Arztpraxen verwendet wird.

Ein weiterer wichtiger Test ist der **Orale Glukosetoleranztest (OGTT)**. Hierbei wird zunächst der Nüchternblutzucker gemessen, gefolgt von einer Einnahme einer Zuckerlösung. Nach zwei Stunden erfolgt eine erneute Messung des Blutzuckerspiegels. Werte über 200 mg/dl bestätigen in der Regel einen Diabetes mellitus. Der OGTT gilt als besonders aussagekräftig, da er die Fähigkeit des Körpers bewertet, Glukose zu verarbeiten.

Zusätzlich gibt es den **A1C-Test**, auch bekannt als HbA1c-Test, welcher den durchschnittlichen Blutzuckerspiegel über die letzten zwei bis drei Monate misst. Ein Wert von 6,5 % oder höher weist auf Diabetes hin. Dieser Test hat den Vorteil, dass er nicht an einen bestimmten Zeitpunkt gebunden ist und somit eine umfassendere Sicht auf das Blutzuckerprofil bietet.

Für spezifische Fälle kann auch eine **Autoantikörperanalyse** durchgeführt werden, um zwischen Typ-1- und Typ-2-Diabetes zu unterscheiden. Bei Typ-1-Diabetes sind bestimmte Autoantikörper im Blut vorhanden, die auf eine autoimmune Reaktion hindeuten.

Die Wahl des geeigneten Tests hängt von verschiedenen Faktoren ab, einschließlich der Symptome des Patienten sowie seiner Krankengeschichte. Eine frühzeitige Diagnose ermöglicht es Ärzten, rechtzeitig therapeutische Maßnahmen einzuleiten und Komplikationen vorzubeugen.

3.3 Bedeutung einer frühen Diagnose

Die frühzeitige Diagnose von Diabetes ist von entscheidender Bedeutung, da sie den Grundstein für eine erfolgreiche Behandlung und das Management der Erkrankung legt. Eine rechtzeitige Erkennung ermöglicht es, die Krankheit in einem frühen Stadium zu identifizieren, was wiederum die Wahrscheinlichkeit von schwerwiegenden Komplikationen erheblich verringert.

Ein zentraler Aspekt der frühen Diagnose ist die Möglichkeit, präventive Maßnahmen zu ergreifen. Bei Personen mit erhöhtem Risiko für Diabetes, wie etwa Übergewichtigen oder solchen mit familiärer Vorbelastung, kann eine frühzeitige Untersuchung dazu führen, dass Lebensstiländerungen wie Ernährungsumstellungen und regelmäßige körperliche Aktivität empfohlen werden. Diese Interventionen können nicht nur die Entwicklung von Typ-2-Diabetes verhindern, sondern auch bestehende Prädiabetes-Zustände umkehren.

Darüber hinaus spielt die frühe Diagnose eine wesentliche Rolle bei der Vermeidung akuter und chronischer Komplikationen. Unbehandelter Diabetes kann zu schwerwiegenden Gesundheitsproblemen führen, darunter Herz-Kreislauf-Erkrankungen, Nierenschäden und neuropathische Beschwerden. Durch regelmäßige Kontrollen und eine frühzeitige Therapie können diese Risiken signifikant reduziert werden. Studien zeigen, dass Patienten mit frühzeitig diagnostiziertem Diabetes oft bessere Langzeitergebnisse erzielen als solche, bei denen die Erkrankung erst spät erkannt wird.

Ein weiterer wichtiger Punkt ist die psychologische Dimension der frühen Diagnose. Die Gewissheit über den eigenen Gesundheitszustand kann Betroffenen helfen, proaktiver mit ihrer Erkrankung umzugehen. Sie sind eher bereit, sich an empfohlene Behandlungspläne zu halten und ihre Lebensweise anzupassen. Dies fördert nicht nur das individuelle Wohlbefinden, sondern stärkt auch das Vertrauen in das Gesundheitssystem.

Zusammenfassend lässt sich sagen, dass eine frühe Diagnose von Diabetes nicht nur medizinisch notwendig ist, sondern auch weitreichende positive Auswirkungen auf die Lebensqualität der Betroffenen hat. Die Implementierung effektiver Screening-Programme könnte daher einen entscheidenden Beitrag zur Bekämpfung dieser weit verbreiteten Erkrankung leisten.

4
Grundlagen der diabetischen Ernährung

4.1 Nährstoffbedarf bei Diabetes

Der Nährstoffbedarf von Menschen mit Diabetes ist ein zentrales Thema, das eng mit der Kontrolle des Blutzuckerspiegels und der allgemeinen Gesundheit verbunden ist. Eine ausgewogene Ernährung kann nicht nur helfen, den Blutzucker zu regulieren, sondern auch das Risiko von Komplikationen zu verringern. Es ist wichtig, die spezifischen Bedürfnisse und Herausforderungen zu verstehen, die sich aus dieser Erkrankung ergeben.

Kohlenhydrate spielen eine entscheidende Rolle in der Ernährung von Diabetikern. Sie sollten jedoch nicht vollständig vermieden werden; vielmehr kommt es auf die richtige Auswahl und Menge an. Komplexe Kohlenhydrate wie Vollkornprodukte, Hülsenfrüchte und Gemüse sind bevorzugt, da sie langsamer verdaut werden und somit einen stabileren Blutzuckerspiegel fördern. Im Gegensatz dazu können einfache Zucker und stark verarbeitete Lebensmittel zu schnellen Blutzuckerspitzen führen.

Ein weiterer wichtiger Aspekt ist die Zufuhr von Ballaststoffen. Diese tragen nicht nur zur Sättigung bei, sondern unterstützen auch die Verdauung und können helfen, den Cholesterinspiegel zu senken. Lebensmittel wie Obst, Gemüse, Nüsse und Samen sind reich an Ballaststoffen und sollten regelmäßig in die Ernährung integriert werden.

Fette sind ebenfalls ein wesentlicher Bestandteil der Ernährung für Diabetiker. Gesunde Fette aus Quellen wie Avocados, Olivenöl oder fettem Fisch können entzündungshemmend wirken und das Herz-Kreislauf-System unterstützen. Es ist ratsam, gesättigte Fette sowie Transfette weitestgehend zu vermeiden.

Die Proteinzufuhr sollte ebenfalls beachtet werden; hochwertige Proteinquellen wie mageres Fleisch, Fisch, Eier sowie pflanzliche Alternativen wie Tofu oder Quinoa sind empfehlenswert. Sie tragen zur Muskelmasse bei und helfen dabei, den Blutzucker stabiler zu halten.

Zusammenfassend lässt sich sagen, dass eine individuelle Anpassung der Ernährung notwendig ist. Die Zusammenarbeit mit Ernährungsberatern kann hilfreich sein, um einen maßgeschneiderten Ernährungsplan zu entwickeln, der sowohl den Nährstoffbedarf deckt als auch auf persönliche Vorlieben eingeht. Ein bewusster Umgang mit Lebensmitteln kann somit entscheidend zur Verbesserung der Lebensqualität von Menschen mit Diabetes beitragen.

4.2 Die Rolle von Kohlenhydraten

Kohlenhydrate sind ein zentraler Bestandteil der Ernährung, insbesondere für Menschen mit Diabetes. Sie liefern Energie und spielen eine entscheidende Rolle im Stoffwechsel. Bei der diabetischen Ernährung ist es jedoch wichtig, die Art und Menge der konsumierten Kohlenhydrate sorgfältig auszuwählen, um den Blutzuckerspiegel stabil zu halten.

Es gibt zwei Hauptkategorien von Kohlenhydraten: einfache und komplexe. Einfache Kohlenhydrate, die in Lebensmitteln wie Zucker, Süßigkeiten und Weißbrot vorkommen, werden schnell vom Körper aufgenommen und können zu plötzlichen Blutzuckerspitzen führen. Im Gegensatz dazu sind komplexe Kohlenhydrate, die in Vollkornprodukten, Hülsenfrüchten und Gemüse enthalten sind, langsamer verdaulich. Diese fördern einen gleichmäßigen Anstieg des Blutzuckerspiegels und tragen zur langfristigen Gesundheit bei.

Ein weiterer wichtiger Aspekt ist der glykämische Index (GI), der angibt, wie schnell ein Lebensmittel den Blutzucker ansteigen lässt. Lebensmittel mit einem niedrigen GI (unter 55) sind besonders vorteilhaft für Diabetiker, da sie eine langsamere Freisetzung von Glukose ins Blut bewirken. Beispiele hierfür sind Haferflocken, Linsen und viele Obstsorten.

Die Ballaststoffaufnahme spielt ebenfalls eine wesentliche Rolle in der diabetischen Ernährung. Ballaststoffe verlangsamen die Verdauung von Kohlenhydraten und helfen so dabei, den Blutzuckerspiegel nach dem Essen stabil zu halten. Eine hohe Ballaststoffzufuhr kann auch das Risiko für Herz-Kreislauf-Erkrankungen senken – ein häufiges Problem bei Diabetikern.

Zusammenfassend lässt sich sagen, dass Kohlenhydrate nicht aus der Ernährung gestrichen werden sollten; vielmehr ist es entscheidend, auf die Qualität und Quantität zu achten. Eine ausgewogene Zufuhr von komplexen Kohlenhydraten sowie ballaststoffreichen Lebensmitteln kann nicht nur helfen, den Blutzucker zu regulieren, sondern auch das allgemeine Wohlbefinden verbessern. Die Zusammenarbeit mit Ernährungsberatern kann hierbei wertvolle Unterstützung bieten.

4.3 Essensplanung für Diabetiker

Die Essensplanung ist ein entscheidender Bestandteil des Diabetesmanagements und spielt eine zentrale Rolle bei der Kontrolle des Blutzuckerspiegels. Eine gut durchdachte Ernährung kann nicht nur helfen, den Blutzucker stabil zu halten, sondern auch das Risiko von Komplikationen zu verringern und das allgemeine Wohlbefinden zu fördern.

Ein wichtiger Aspekt der Essensplanung ist die Berücksichtigung der individuellen Bedürfnisse und Vorlieben. Jeder Diabetiker hat unterschiedliche Anforderungen, die von Faktoren wie Alter, Geschlecht, Aktivitätsniveau und Begleiterkrankungen abhängen. Daher sollte die Planung in enger Zusammenarbeit mit einem Ernährungsberater erfolgen, um maßgeschneiderte Empfehlungen zu erhalten.

Bei der Auswahl von Lebensmitteln sollten vor allem die glykämische Last (GL) und der glykämische Index (GI) berücksichtigt werden. Lebensmittel mit einer niedrigen GL sind besonders vorteilhaft, da sie einen geringeren Einfluss auf den Blutzuckerspiegel haben. Dazu gehören beispielsweise Vollkornprodukte, Hülsenfrüchte und viele Gemüsesorten. Die Kombination dieser Lebensmittel mit eiweißreichen Nahrungsmitteln wie magerem Fleisch oder pflanzlichen Proteinen kann zudem dazu beitragen, den Blutzuckeranstieg nach dem Essen zu verlangsamen.

- **Regelmäßige Mahlzeiten:** Es ist wichtig, regelmäßige Mahlzeiten einzunehmen, um Schwankungen im Blutzuckerspiegel zu vermeiden. Drei Hauptmahlzeiten pro Tag sowie gesunde Snacks können helfen, den Energiehaushalt stabil zu halten.
- **Kohlenhydratverteilung:** Die gleichmäßige Verteilung von Kohlenhydraten über den Tag hinweg ist entscheidend. Anstatt große Mengen auf einmal zu konsumieren, sollten kleinere Portionen über mehrere Mahlzeiten verteilt werden.
- **Blick auf Portionsgrößen:** Die Kontrolle der Portionsgrößen hilft nicht nur bei der Kalorienaufnahme, sondern auch bei der Regulierung des Blutzuckerspiegels.

Zudem sollte man sich bewusst sein, dass Getränke ebenfalls einen Einfluss auf den Blutzucker haben können. Zuckerhaltige Getränke sollten vermieden werden; stattdessen sind Wasser oder ungesüßte Tees empfehlenswert. Auch alkoholische Getränke sollten in Maßen genossen werden und idealerweise zusammen mit einer Mahlzeit eingenommen werden.

Zusammenfassend lässt sich sagen, dass eine sorgfältige Essensplanung für Diabetiker unerlässlich ist. Sie ermöglicht nicht nur eine bessere Kontrolle des Blutzuckerspiegels, sondern trägt auch zur allgemeinen Gesundheit und Lebensqualität bei.

5
Lebensmittelauswahl für Diabetiker

5.1 Geeignete Lebensmittelgruppen

Die Auswahl geeigneter Lebensmittelgruppen ist für Menschen mit Diabetes von entscheidender Bedeutung, da sie direkt die Blutzuckerwerte beeinflussen können. Eine ausgewogene Ernährung hilft nicht nur bei der Kontrolle des Blutzuckerspiegels, sondern trägt auch zur allgemeinen Gesundheit und zum Wohlbefinden bei. In diesem Abschnitt werden verschiedene Lebensmittelgruppen vorgestellt, die sich besonders gut für Diabetiker eignen.

Eine der wichtigsten Gruppen sind **Gemüse und Salate**. Diese Lebensmittel sind reich an Ballaststoffen, Vitaminen und Mineralstoffen, während sie gleichzeitig arm an Kalorien und Kohlenhydraten sind. Besonders empfehlenswert sind grüne Blattgemüse wie Spinat und Grünkohl sowie Kreuzblütler wie Brokkoli und Blumenkohl. Diese Gemüsesorten fördern die Sättigung und helfen dabei, den Blutzuckerspiegel stabil zu halten.

Ein weiterer wichtiger Bestandteil der Ernährung sind **Vollkornprodukte**. Im Gegensatz zu raffinierten Getreideprodukten enthalten Vollkornprodukte mehr Ballaststoffe, was zu einer langsameren Verdauung führt und somit einen gleichmäßigeren Anstieg des Blutzuckers bewirken kann. Beispiele hierfür sind Vollkornbrot, Haferflocken und Quinoa. Diese Nahrungsmittel bieten zudem eine Vielzahl von Nährstoffen, die für die Gesundheit unerlässlich sind.

Proteinquellen, insbesondere mageres Fleisch, Fisch, Eier sowie pflanzliche Alternativen wie Hülsenfrüchte (z.B. Linsen und Kichererbsen), spielen ebenfalls eine wichtige Rolle in der diabetischen Ernährung. Sie unterstützen den Muskelaufbau und tragen zur Sättigung bei, ohne den Blutzucker stark zu beeinflussen.

Fette sollten nicht vernachlässigt werden; hier sind **gesunde Fette**, wie sie in Avocados, Nüssen oder Olivenöl vorkommen, besonders vorteilhaft. Diese Fette können helfen, das Herz-Kreislauf-System zu schützen – ein wichtiger Aspekt für Diabetiker.

Zusammenfassend lässt sich sagen, dass eine abwechslungsreiche Ernährung aus Gemüse, Vollkornprodukten, hochwertigen Proteinen und gesunden Fetten nicht nur zur Blutzuckerkontrolle beiträgt, sondern auch das allgemeine Wohlbefinden fördert. Die richtige Lebensmittelauswahl ist somit ein zentraler Baustein im Management von Diabetes.

5.2 Vermeidung von Zucker und verarbeiteten Lebensmitteln

Die Vermeidung von Zucker und verarbeiteten Lebensmitteln ist für Menschen mit Diabetes von zentraler Bedeutung, da diese Nahrungsmittel erhebliche Auswirkungen auf den Blutzuckerspiegel haben können. Ein hoher Zuckerkonsum führt zu schnellen Blutzuckeranstiegen, die nicht nur das Diabetesmanagement erschweren, sondern auch langfristig gesundheitliche Komplikationen nach sich ziehen können.

Zuckerhaltige Lebensmittel sind oft in Form von Süßigkeiten, Limonaden und Backwaren präsent. Diese Produkte enthalten häufig raffinierte Zuckerarten, die schnell ins Blut gelangen und somit einen raschen Anstieg des Blutzuckers verursachen. Stattdessen sollten Diabetiker auf natürliche Süßungsmittel wie Stevia oder Erythrit zurückgreifen, die keine signifikanten Blutzuckerreaktionen hervorrufen.

Verarbeitete Lebensmittel sind ein weiteres großes Problem in der Ernährung von Diabetikern. Diese Produkte enthalten oft versteckte Zucker sowie ungesunde Fette und Konservierungsstoffe. Viele Fertiggerichte sind reich an Kohlenhydraten und arm an Nährstoffen, was zu einer schlechten Sättigung führt und Heißhungerattacken begünstigen kann. Es ist ratsam, frische Zutaten zu verwenden und Mahlzeiten selbst zuzubereiten, um die Kontrolle über die Inhaltsstoffe zu behalten.

Ein bewusster Umgang mit Lebensmitteleinkäufen kann helfen, den Konsum von Zucker und verarbeiteten Lebensmitteln zu reduzieren. Das Lesen von Nährwertangaben ist entscheidend; viele Produkte tragen irreführende Bezeichnungen wie „zuckerfrei" oder „light", was nicht unbedingt bedeutet, dass sie gesund sind. Oftmals werden andere ungesunde Zutaten hinzugefügt, um den Geschmack zu verbessern.

Zusammenfassend lässt sich sagen, dass die Vermeidung von Zucker und verarbeiteten Lebensmitteln eine fundamentale Strategie im Management von Diabetes darstellt. Durch eine bewusste Auswahl an natürlichen und unverarbeiteten Lebensmitteln können Diabetiker ihre Gesundheit aktiv fördern und ihren Blutzuckerspiegel stabil halten.

5.3 Portionenkontrolle

Die Portionenkontrolle spielt eine entscheidende Rolle im Diabetesmanagement, da sie hilft, den Blutzuckerspiegel stabil zu halten und Überernährung zu vermeiden. Für Menschen mit Diabetes ist es wichtig, die Menge der aufgenommenen Kohlenhydrate genau zu überwachen, um plötzliche Blutzuckeranstiege zu verhindern. Eine bewusste Portionsgröße kann nicht nur die Nahrungsaufnahme regulieren, sondern auch das allgemeine Wohlbefinden fördern.

Ein effektiver Ansatz zur Portionenkontrolle ist die Verwendung von Messwerkzeugen wie Küchenwaagen oder Messbechern. Diese Hilfsmittel ermöglichen es Diabetikern, ihre Lebensmittel präzise abzuwiegen und somit ein besseres Verständnis für die tatsächlichen Portionsgrößen zu entwickeln. Darüber hinaus können visuelle Hilfen wie der „Teller-Trick" angewendet werden: Dabei wird der Teller in verschiedene Abschnitte unterteilt, wobei die Hälfte des Tellers für Gemüse und Salat reserviert wird, ein Viertel für Proteine und das letzte Viertel für stärkehaltige Lebensmittel.

Ein weiterer wichtiger Aspekt ist das langsame Essen. Studien haben gezeigt, dass langsames Kauen und bewusstes Genießen der Speisen dazu führen kann, dass man schneller ein Sättigungsgefühl erreicht. Dies kann helfen, übermäßiges Essen zu vermeiden und gleichzeitig den Genuss an den Mahlzeiten zu steigern. Es empfiehlt sich auch, Ablenkungen während des Essens zu minimieren – beispielsweise durch das Vermeiden von Fernsehen oder Handynutzung – um sich voll auf die Nahrungsaufnahme konzentrieren zu können.

- Planung der Mahlzeiten: Durch eine wöchentliche Planung können gesunde Optionen ausgewählt und Portionsgrößen im Voraus festgelegt werden.
- Verwendung kleinerer Teller: Kleinere Geschirrteile können helfen, weniger Nahrung aufzunehmen und dennoch einen vollen Teller vor Augen zu haben.
- Achtsamkeit beim Essen: Sich Zeit nehmen und auf Hunger- sowie Sättigungssignale hören fördert eine gesunde Beziehung zum Essen.

Zusammenfassend lässt sich sagen, dass die Portionenkontrolle ein unverzichtbarer Bestandteil einer diabetesfreundlichen Ernährung ist. Durch gezielte Maßnahmen zur Kontrolle der Portionsgrößen können Diabetiker nicht nur ihren Blutzuckerspiegel besser regulieren, sondern auch langfristig ihre Gesundheit verbessern.

6
Mahlzeitenplanung und -vorbereitung

6.1 Wöchentliche Essenspläne erstellen

Die Erstellung wöchentlicher Essenspläne ist ein entscheidender Schritt für Menschen mit Diabetes, um eine ausgewogene Ernährung zu gewährleisten und den Blutzuckerspiegel effektiv zu kontrollieren. Ein gut durchdachter Essensplan hilft nicht nur dabei, gesunde Entscheidungen zu treffen, sondern reduziert auch Stress und Zeitaufwand bei der Zubereitung von Mahlzeiten.

Ein effektiver Essensplan beginnt mit der Analyse der individuellen Bedürfnisse und Vorlieben. Es ist wichtig, die spezifischen Nahrungsmittel zu berücksichtigen, die den Blutzuckerspiegel beeinflussen können. Dazu gehören vor allem Kohlenhydrate, die in verschiedenen Lebensmitteln unterschiedlich vorkommen. Die Auswahl von Lebensmitteln mit niedrigem glykämischen Index kann helfen, Blutzuckerspitzen zu vermeiden.

- Planen Sie abwechslungsreiche Mahlzeiten: Integrieren Sie verschiedene Proteinquellen wie Fisch, Geflügel und pflanzliche Proteine sowie eine Vielzahl von Gemüse und Vollkornprodukten.
- Berücksichtigen Sie Snacks: Gesunde Snacks zwischen den Mahlzeiten können helfen, den Blutzucker stabil zu halten. Nüsse, Joghurt oder frisches Obst sind gute Optionen.
- Integrieren Sie saisonale Produkte: Saisonale Lebensmittel sind oft frischer und geschmackvoller. Zudem unterstützen sie eine nachhaltige Ernährung.

Ein weiterer wichtiger Aspekt beim Erstellen eines wöchentlichen Essensplans ist die Berücksichtigung von Portionsgrößen. Das Messen von Lebensmitteln kann helfen, ein besseres Gefühl für die richtige Menge zu entwickeln und Überernährung zu vermeiden. Tools wie digitale Küchenwaagen oder Messbecher können hierbei nützlich sein.

Zudem sollte der Plan flexibel gestaltet werden; spontane Änderungen sind oft unvermeidlich. Es empfiehlt sich daher, einige „Notfallgerichte" bereitzuhalten – einfache Rezepte oder Zutaten für schnelle Mahlzeiten an Tagen mit wenig Zeit oder Energie.

Abschließend lässt sich sagen, dass ein wöchentlicher Essensplan nicht nur zur Verbesserung der Gesundheit beiträgt, sondern auch das Kochen zum Vergnügen machen kann. Durch sorgfältige Planung wird es einfacher, gesunde Entscheidungen zu treffen und gleichzeitig das Risiko von Komplikationen im Zusammenhang mit Diabetes zu minimieren.

6.2 Gesunde Rezepte für Diabetiker

Die Ernährung spielt eine zentrale Rolle im Management von Diabetes, und gesunde Rezepte sind entscheidend, um den Blutzuckerspiegel stabil zu halten. Bei der Auswahl von Rezepten sollten vor allem Lebensmittel mit niedrigem glykämischen Index (GI) bevorzugt werden, da sie langsamer verdaut werden und somit weniger Einfluss auf den Blutzucker haben. Diese Rezepte sollten reich an Ballaststoffen, gesunden Fetten und hochwertigen Proteinen sein.

Ein einfaches und schmackhaftes Rezept ist ein Quinoa-Salat mit Gemüse. Quinoa ist ein hervorragendes Getreide, das viel Protein enthält und glutenfrei ist. Für den Salat können frisches Gemüse wie Paprika, Gurken und Tomaten verwendet werden. Ein Dressing aus Olivenöl, Zitronensaft und frischen Kräutern rundet das Gericht ab. Dieser Salat kann als Hauptgericht oder Beilage serviert werden und liefert wertvolle Nährstoffe ohne übermäßige Kohlenhydrate.

Ein weiteres empfehlenswertes Gericht ist gebratenes Hähnchen mit Brokkoli und Süßkartoffeln. Das Hähnchen wird in einer Marinade aus Joghurt, Knoblauch und Gewürzen eingelegt, was nicht nur den Geschmack verbessert, sondern auch die Zubereitung erleichtert. Brokkoli bietet viele Vitamine und Mineralien, während Süßkartoffeln eine gute Quelle für komplexe Kohlenhydrate sind. Dieses Gericht ist nährstoffreich und sättigend.

Für einen gesunden Snack eignen sich Nüsse oder griechischer Joghurt mit frischen Beeren hervorragend. Nüsse enthalten gesunde Fette sowie Eiweiß, während Beeren reich an Antioxidantien sind und wenig Zucker enthalten. Diese Kombination hilft dabei, Heißhungerattacken zu vermeiden und sorgt für eine langanhaltende Energieversorgung.

Zusammenfassend lässt sich sagen, dass die Integration von abwechslungsreichen und nahrhaften Rezepten in die tägliche Ernährung nicht nur zur Kontrolle des Blutzuckers beiträgt, sondern auch das allgemeine Wohlbefinden fördert. Durch kreative Zubereitungsmethoden können selbst einfache Zutaten in köstliche Gerichte verwandelt werden.

6.3 Snacks für zwischendurch

Snacks spielen eine entscheidende Rolle in der täglichen Ernährung, insbesondere für Menschen mit speziellen diätetischen Bedürfnissen wie Diabetikern. Sie bieten nicht nur eine Möglichkeit, den Hunger zwischen den Hauptmahlzeiten zu stillen, sondern können auch dazu beitragen, den Blutzuckerspiegel stabil zu halten. Die Auswahl gesunder Snacks ist daher von großer Bedeutung und sollte auf Lebensmitteln basieren, die nährstoffreich sind und einen niedrigen glykämischen Index (GI) aufweisen.

Eine hervorragende Snack-Option sind **Nüsse**, die reich an gesunden Fetten und Proteinen sind. Mandeln, Walnüsse oder Pistazien sind nicht nur schmackhaft, sondern helfen auch dabei, Heißhungerattacken zu vermeiden. Eine Handvoll Nüsse kann als schneller Snack dienen und liefert gleichzeitig wertvolle Nährstoffe wie Vitamin E und Magnesium.

Ein weiterer gesunder Snack ist **griechischer Joghurt**, der sich hervorragend mit frischen Beeren kombinieren lässt. Diese Kombination bietet eine ausgewogene Mischung aus Eiweiß und Antioxidantien sowie Ballaststoffen. Beeren wie Himbeeren oder Heidelbeeren haben einen niedrigen Zuckergehalt und tragen zur Regulierung des Blutzuckers bei.

- **Gemüsesticks:** Karotten-, Sellerie- oder Paprikasticks mit Hummus sind ein erfrischender Snack voller Vitamine.
- **Vollkorn-Cracker:** Diese können mit Avocado oder einer leichten Frischkäsecreme belegt werden, um gesunde Fette hinzuzufügen.
- **Dunkle Schokolade:** In Maßen genossen kann sie eine köstliche Belohnung sein und enthält Antioxidantien.

Die richtige Wahl von Snacks kann nicht nur das Energieniveau während des Tages steigern, sondern auch das allgemeine Wohlbefinden fördern. Es ist wichtig, Snacks im Voraus zu planen und vorzubereiten, um Versuchungen durch ungesunde Optionen zu vermeiden. Durch kreative Kombinationen von Lebensmitteln lassen sich schmackhafte und nahrhafte Snacks kreieren, die sowohl sättigend als auch gesund sind.

7
Körperliche Aktivität und Diabetesmanagement

7.1 Vorteile von Bewegung bei Diabetes

Körperliche Aktivität spielt eine entscheidende Rolle im Management von Diabetes und bietet zahlreiche Vorteile, die über die reine Blutzuckerkontrolle hinausgehen. Regelmäßige Bewegung kann nicht nur helfen, den Blutzuckerspiegel zu stabilisieren, sondern auch das allgemeine Wohlbefinden und die Lebensqualität der Betroffenen erheblich verbessern.

Ein wesentlicher Vorteil von Bewegung ist die Verbesserung der Insulinempfindlichkeit. Durch körperliche Aktivität wird der Körper effizienter darin, Insulin zu nutzen, was bedeutet, dass weniger Insulin benötigt wird, um den Blutzucker zu regulieren. Dies ist besonders wichtig für Menschen mit Typ-2-Diabetes, da ihre Zellen oft resistent gegen Insulin sind. Studien zeigen, dass bereits moderate Bewegungsformen wie Gehen oder Radfahren signifikante Verbesserungen in der Insulinempfindlichkeit bewirken können.

Darüber hinaus trägt regelmäßige Bewegung zur Gewichtsreduktion bei, was ein weiterer wichtiger Faktor im Diabetesmanagement ist. Übergewicht kann die Insulinresistenz verschärfen und somit den Blutzuckerspiegel negativ beeinflussen. Durch gezielte körperliche Aktivitäten können Diabetiker nicht nur Gewicht verlieren, sondern auch ihre Körperzusammensetzung verbessern – mehr Muskelmasse und weniger Körperfett fördern eine gesunde Stoffwechselrate.

- Verbesserung der kardiovaskulären Gesundheit: Sport stärkt das Herz-Kreislauf-System und senkt das Risiko für Herzkrankheiten.
- Stressabbau: Bewegung wirkt sich positiv auf die psychische Gesundheit aus und hilft dabei, Stress abzubauen – ein häufig unterschätzter Faktor bei Diabetes.
- Erhöhung des Energieniveaus: Regelmäßige körperliche Aktivität steigert das allgemeine Energieniveau und verbessert die Lebensqualität.

Zusätzlich fördert Sport soziale Interaktionen und kann Teil einer unterstützenden Gemeinschaft sein. Gruppenaktivitäten oder Kurse bieten nicht nur Motivation, sondern auch einen Raum für Austausch und Unterstützung unter Gleichgesinnten. Zusammenfassend lässt sich sagen, dass körperliche Aktivität ein unverzichtbarer Bestandteil des Diabetesmanagements ist und weitreichende positive Effekte auf verschiedene Aspekte des Lebens hat.

7.2 Empfohlene Sportarten und Aktivitäten

Die Auswahl geeigneter Sportarten und Aktivitäten ist für Menschen mit Diabetes von großer Bedeutung, da sie nicht nur zur Blutzuckerkontrolle beitragen, sondern auch das allgemeine Wohlbefinden fördern. Es ist wichtig, eine Vielzahl von Bewegungsformen in Betracht zu ziehen, um den individuellen Vorlieben und körperlichen Voraussetzungen gerecht zu werden.

Eine der am häufigsten empfohlenen Aktivitäten ist das **Gehen**. Diese einfache Form der Bewegung kann leicht in den Alltag integriert werden und erfordert keine spezielle Ausrüstung. Studien zeigen, dass bereits tägliche Spaziergänge von 30 Minuten die Insulinempfindlichkeit verbessern können. Zudem bietet Gehen die Möglichkeit, soziale Kontakte zu pflegen, indem man beispielsweise mit Freunden oder Familienmitgliedern spazieren geht.

Radfahren ist eine weitere hervorragende Option, die sowohl drinnen auf einem Ergometer als auch draußen durchgeführt werden kann. Radfahren stärkt das Herz-Kreislauf-System und schont gleichzeitig die Gelenke. Für viele Diabetiker stellt es eine gelenkschonende Alternative dar, insbesondere für diejenigen mit Übergewicht oder Gelenkproblemen.

Krafttraining sollte ebenfalls Teil des Fitnessprogramms sein. Durch gezielte Übungen zur Stärkung der Muskulatur wird nicht nur der Grundumsatz erhöht, sondern auch die Körperzusammensetzung verbessert. Dies kann besonders vorteilhaft für Typ-2-Diabetiker sein, da mehr Muskelmasse dazu beiträgt, den Blutzucker besser zu regulieren.

Zudem sind **Aerobic-Kurse**, wie Zumba oder Step-Aerobic, sehr beliebt und bieten eine unterhaltsame Möglichkeit zur Steigerung der Fitness. Diese Kurse fördern nicht nur die Ausdauer, sondern auch die Koordination und Flexibilität. Die Gruppendynamik motiviert viele Teilnehmer zusätzlich.

Schließlich sollten **Entspannungstechniken**, wie Yoga oder Tai Chi, nicht vernachlässigt werden. Diese Praktiken helfen dabei, Stress abzubauen und das allgemeine Wohlbefinden zu steigern – beides wichtige Faktoren im Diabetesmanagement.

Insgesamt ist es entscheidend, dass Menschen mit Diabetes eine Aktivität wählen, die ihnen Freude bereitet und sich gut in ihren Lebensstil integrieren lässt. Eine abwechslungsreiche Mischung aus Ausdauer-, Kraft- und Entspannungsübungen kann langfristig positive Effekte auf die Gesundheit haben.

7.3 Integration von Bewegung in den Alltag

Die Integration von Bewegung in den Alltag ist für Menschen mit Diabetes von entscheidender Bedeutung, da sie nicht nur zur Blutzuckerkontrolle beiträgt, sondern auch das allgemeine Wohlbefinden steigert. Eine aktive Lebensweise kann helfen, die Insulinempfindlichkeit zu verbessern und das Risiko von Komplikationen zu verringern. Um Bewegung effektiv in den Alltag einzubauen, sind kreative Ansätze und kleine Veränderungen oft der Schlüssel.

Ein einfacher Weg, mehr Bewegung in den Alltag zu integrieren, besteht darin, alltägliche Aktivitäten aktiver zu gestalten. Anstatt das Auto für kurze Strecken zu nutzen, kann man beispielsweise das Fahrrad nehmen oder zu Fuß gehen. Auch die Nutzung der Treppe anstelle des Aufzugs ist eine effektive Möglichkeit, um zusätzliche Schritte zu sammeln. Diese kleinen Änderungen summieren sich im Laufe des Tages und können signifikante gesundheitliche Vorteile bringen.

Darüber hinaus kann die Einbeziehung von Bewegung in soziale Aktivitäten motivierend wirken. Gemeinsame Spaziergänge mit Freunden oder Familienmitgliedern fördern nicht nur die körperliche Aktivität, sondern stärken auch zwischenmenschliche Beziehungen. Sportvereine oder Gruppenaktivitäten bieten ebenfalls eine hervorragende Gelegenheit, neue Bekanntschaften zu schließen und gleichzeitig aktiv zu bleiben.

Für viele Menschen kann es hilfreich sein, feste Zeiten für körperliche Aktivität einzuplanen. Ob morgens vor der Arbeit oder abends nach dem Abendessen – regelmäßige Bewegungszeiten schaffen Routine und erhöhen die Wahrscheinlichkeit, dass man aktiv bleibt. Die Verwendung von Fitness-Apps oder Schrittzählern kann zusätzlich motivieren und dabei helfen, persönliche Ziele festzulegen und Fortschritte sichtbar zu machen.

Schließlich sollte auch die mentale Einstellung zur Bewegung berücksichtigt werden. Anstatt körperliche Aktivität als lästige Pflicht wahrzunehmen, kann es hilfreich sein, sie als Teil eines gesunden Lebensstils zu betrachten. Das Finden einer Sportart oder Aktivität, die Freude bereitet – sei es Tanzen, Schwimmen oder Gartenarbeit – macht es einfacher, diese langfristig in den Alltag einzubinden.

Insgesamt zeigt sich: Die Integration von Bewegung in den Alltag erfordert keine drastischen Veränderungen; vielmehr sind es oft die kleinen Schritte und bewussten Entscheidungen im täglichen Leben, die einen großen Unterschied machen können.

8
Blutzuckerkontrolle verstehen

8.1 Blutzuckermessgeräte im Einsatz

Die Blutzuckermessgeräte sind ein unverzichtbares Werkzeug für Menschen mit Diabetes, da sie eine präzise Überwachung des Blutzuckerspiegels ermöglichen. Diese Geräte tragen entscheidend zur Selbstkontrolle und zum Management der Erkrankung bei, indem sie den Nutzern helfen, ihre Werte in Echtzeit zu erfassen und entsprechend zu reagieren. Die Auswahl des richtigen Messgeräts kann dabei einen erheblichen Einfluss auf die Lebensqualität der Betroffenen haben.

Moderne Blutzuckermessgeräte bieten eine Vielzahl von Funktionen, die über die einfache Messung des Blutzuckers hinausgehen. Viele Geräte sind mittlerweile mit Bluetooth-Technologie ausgestattet, sodass die gemessenen Werte direkt an Smartphone-Apps übertragen werden können. Dies ermöglicht eine umfassende Analyse der Daten über Zeiträume hinweg und unterstützt die Nutzer dabei, Muster in ihren Blutzuckerwerten zu erkennen. Solche Analysen können auch Ärzten helfen, fundierte Entscheidungen über Behandlungsstrategien zu treffen.

Ein weiterer wichtiger Aspekt ist die Benutzerfreundlichkeit der Geräte. Einige Modelle verfügen über große Displays und intuitive Menüs, was besonders für ältere Menschen oder Personen mit Sehbehinderungen von Vorteil ist. Zudem gibt es tragbare Systeme wie kontinuierliche Glukosemessgeräte (CGM), die den Blutzucker rund um die Uhr überwachen und Alarm schlagen können, wenn kritische Werte erreicht werden.

- Präzision: Hochwertige Messgeräte liefern genaue Ergebnisse und minimieren Fehlerquellen.
- Kosteneffizienz: Die Anschaffungskosten variieren stark; einige Hersteller bieten kostengünstige Optionen an.
- Zubehör: Viele Geräte kommen mit umfangreichem Zubehör wie Lanzetten und Teststreifen, was den Gebrauch erleichtert.

Zusammenfassend lässt sich sagen, dass Blutzuckermessgeräte nicht nur ein Hilfsmittel zur Überwachung des Gesundheitszustands darstellen, sondern auch eine wichtige Rolle in der täglichen Lebensführung von Diabetikern spielen. Durch technologische Fortschritte wird es immer einfacher, den eigenen Blutzucker im Blick zu behalten und aktiv an der eigenen Gesundheit zu arbeiten.

8.2 Interpretation der Blutzuckerwerte

Die Interpretation der Blutzuckerwerte ist ein entscheidender Aspekt im Management von Diabetes, da sie den Betroffenen und ihren Gesundheitsdienstleistern hilft, fundierte Entscheidungen über die Behandlung und Lebensstiländerungen zu treffen. Ein tiefes Verständnis der verschiedenen Blutzuckerwerte kann nicht nur zur Optimierung der Therapie beitragen, sondern auch das Risiko von Komplikationen verringern.

Blutzuckerwerte werden in Milligramm pro Deziliter (mg/dl) oder in Millimol pro Liter (mmol/l) angegeben. Die Normalwerte für Nüchternblutzucker liegen typischerweise zwischen 70 und 100 mg/dl (3,9 bis 5,6 mmol/l). Werte über 126 mg/dl (7,0 mmol/l) deuten auf Diabetes hin. Es ist jedoch wichtig zu beachten, dass die Werte je nach Zeitpunkt der Messung variieren können – beispielsweise sind die postprandialen Werte (nach dem Essen) normalerweise höher als die Nüchternwerte.

Ein weiterer wichtiger Aspekt ist die Variabilität der Blutzuckerwerte im Tagesverlauf. Diese Schwankungen können durch verschiedene Faktoren beeinflusst werden, darunter Ernährung, körperliche Aktivität, Stress und Medikamente. Eine kontinuierliche Glukosemessung kann helfen, diese Schwankungen besser zu verstehen und Muster zu erkennen. Beispielsweise könnte ein Patient feststellen, dass bestimmte Lebensmittel einen signifikanten Anstieg des Blutzuckers verursachen oder dass Stresssituationen zu unerwarteten Erhöhungen führen.

Zusätzlich zur Analyse einzelner Werte ist es wichtig, Trends über längere Zeiträume hinweg zu betrachten. Ein Anstieg des durchschnittlichen Blutzuckerspiegels kann auf eine unzureichende Kontrolle hinweisen und sollte mit einem Arzt besprochen werden. Hierbei spielt auch der HbA1c-Wert eine zentrale Rolle; er gibt Auskunft über den durchschnittlichen Blutzuckerspiegel der letzten zwei bis drei Monate und hilft dabei, langfristige Behandlungsstrategien anzupassen.

Insgesamt erfordert die Interpretation von Blutzuckerwerten sowohl Wissen als auch Erfahrung. Patienten sollten ermutigt werden, aktiv an ihrer Gesundheitsüberwachung teilzunehmen und regelmäßig ihre Werte zu überprüfen sowie diese mit ihrem medizinischen Team zu besprechen.

8.3 Strategien zur Blutzuckerkontrolle

Die Kontrolle des Blutzuckerspiegels ist für Menschen mit Diabetes von entscheidender Bedeutung, um langfristige Komplikationen zu vermeiden und die Lebensqualität zu verbessern. Verschiedene Strategien können dabei helfen, den Blutzucker effektiv zu regulieren und ein gesundes Gleichgewicht aufrechtzuerhalten.

Eine der grundlegendsten Strategien ist die Anpassung der Ernährung. Eine ausgewogene Ernährung, die reich an Ballaststoffen, gesunden Fetten und magerem Eiweiß ist, kann helfen, den Blutzuckerspiegel stabil zu halten. Insbesondere sollten komplexe Kohlenhydrate bevorzugt werden, da sie langsamer verdaut werden und somit einen gleichmäßigen Anstieg des Blutzuckers bewirken. Die Verwendung von glykämischen Indexwerten kann ebenfalls nützlich sein, um Lebensmittel auszuwählen, die weniger Einfluss auf den Blutzucker haben.

Körperliche Aktivität spielt eine ebenso wichtige Rolle in der Blutzuckerkontrolle. Regelmäßige Bewegung verbessert die Insulinempfindlichkeit und hilft dem Körper, Glukose effizienter zu nutzen. Es wird empfohlen, mindestens 150 Minuten moderate körperliche Aktivität pro Woche anzustreben. Aktivitäten wie Gehen, Radfahren oder Schwimmen sind nicht nur effektiv zur Regulierung des Blutzuckerspiegels, sondern fördern auch das allgemeine Wohlbefinden.

Ein weiterer wichtiger Aspekt ist das Monitoring des Blutzuckerspiegels selbst. Durch regelmäßige Messungen können Patienten Muster erkennen und besser verstehen, wie verschiedene Faktoren ihren Blutzucker beeinflussen. Dies ermöglicht eine gezielte Anpassung von Ernährung und Bewegung sowie gegebenenfalls eine Anpassung der Medikation in Absprache mit dem Arzt.

- **Medikamentöse Therapie:** Bei vielen Diabetikern ist eine medikamentöse Behandlung notwendig. Hierbei können orale Antidiabetika oder Insulin eingesetzt werden.
- **Stressmanagement:** Stress kann den Blutzuckerspiegel negativ beeinflussen; daher sind Techniken wie Meditation oder Yoga hilfreich.
- **Schlafhygiene:** Ausreichender Schlaf unterstützt die hormonelle Balance im Körper und trägt zur besseren Kontrolle des Blutzuckers bei.

Letztlich erfordert die effektive Kontrolle des Blutzuckers ein ganzheitliches Managementansatzes, der sowohl physische als auch psychische Aspekte berücksichtigt. Die Zusammenarbeit mit einem interdisziplinären Team aus Ärzten, Ernährungsberatern und Psychologen kann dazu beitragen, individuelle Strategien zu entwickeln und erfolgreich umzusetzen.

9
Stressbewältigung bei Diabetes

9.1 Auswirkungen von Stress auf den Blutzucker

Stress ist ein weit verbreitetes Phänomen, das nicht nur das allgemeine Wohlbefinden beeinträchtigt, sondern auch erhebliche Auswirkungen auf die Blutzuckerregulation bei Menschen mit Diabetes hat. In stressigen Situationen schüttet der Körper Hormone wie Adrenalin und Cortisol aus, die eine Erhöhung des Blutzuckerspiegels zur Folge haben können. Diese hormonellen Veränderungen sind Teil der natürlichen „Kampf-oder-Flucht"-Reaktion des Körpers, die in akuten Stresssituationen aktiviert wird.

Ein erhöhter Cortisolspiegel führt dazu, dass die Leber mehr Glukose produziert und ins Blut abgibt. Dies kann besonders problematisch für Diabetiker sein, da sie möglicherweise Schwierigkeiten haben, diesen Anstieg durch Insulin oder andere Medikamente zu kompensieren. Langfristig kann chronischer Stress zu einer dauerhaften Erhöhung des Blutzuckerspiegels führen und somit das Risiko für Komplikationen erhöhen.

Zusätzlich beeinflusst Stress auch das Essverhalten und die körperliche Aktivität von Menschen mit Diabetes. Viele neigen dazu, in stressigen Zeiten ungesunde Nahrungsmittel zu konsumieren oder ihre sportlichen Aktivitäten zu reduzieren. Diese Verhaltensänderungen können sich negativ auf die Blutzuckerkontrolle auswirken und zu Gewichtszunahme führen, was wiederum den Diabetes verschärfen kann.

Es ist wichtig zu beachten, dass nicht alle Menschen gleich auf Stress reagieren. Einige finden Wege zur positiven Bewältigung von Stress durch Techniken wie Meditation, Yoga oder regelmäßige Bewegung. Diese Methoden können helfen, den Cortisolspiegel zu senken und somit eine stabilere Blutzuckerregulation zu fördern.

Die Auseinandersetzung mit dem eigenen Stressmanagement sollte daher ein zentraler Bestandteil der Diabetesbehandlung sein. Durch gezielte Strategien zur Stressbewältigung können Diabetiker nicht nur ihre Lebensqualität verbessern, sondern auch ihre Blutzuckerwerte effektiver kontrollieren. Ein ganzheitlicher Ansatz zur Behandlung von Diabetes muss daher sowohl physische als auch psychische Aspekte berücksichtigen.

9.2 Techniken zur Stressreduktion

Die Bewältigung von Stress ist für Menschen mit Diabetes von entscheidender Bedeutung, da sie nicht nur das allgemeine Wohlbefinden beeinflusst, sondern auch direkte Auswirkungen auf die Blutzuckerregulation hat. Verschiedene Techniken zur Stressreduktion können helfen, den Cortisolspiegel zu senken und somit eine stabilere Blutzuckerregulation zu fördern. Im Folgenden werden einige bewährte Methoden vorgestellt.

Eine der effektivsten Methoden zur Stressbewältigung ist die **Meditation**. Durch regelmäßige Meditationspraxis können Diabetiker lernen, ihre Gedanken zu beruhigen und sich auf den gegenwärtigen Moment zu konzentrieren. Studien haben gezeigt, dass Meditation nicht nur das emotionale Wohlbefinden verbessert, sondern auch physiologische Reaktionen des Körpers auf Stress verringert. Eine einfache Atemmeditation kann bereits in wenigen Minuten durchgeführt werden und erfordert keine speziellen Vorkenntnisse.

Yoga ist eine weitere hervorragende Technik zur Stressreduktion. Diese Praxis kombiniert körperliche Bewegung mit Atemübungen und Achtsamkeit. Yoga fördert nicht nur die Flexibilität und Kraft, sondern hilft auch dabei, Spannungen abzubauen und den Geist zu klären. Viele Menschen berichten von einer signifikanten Verbesserung ihrer Stimmung und einer besseren Kontrolle über ihren Blutzuckerspiegel nach regelmäßiger Teilnahme an Yogakursen.

Zusätzlich sind **körperliche Aktivitäten**, wie z.B. Spaziergänge oder Radfahren, äußerst wirksam bei der Reduzierung von Stress. Sport setzt Endorphine frei – Hormone, die als natürliche Stimmungsaufheller wirken. Für Diabetiker kann dies besonders wichtig sein, da regelmäßige Bewegung nicht nur den Stress abbaut, sondern auch die Insulinempfindlichkeit verbessert.

- Atemtechniken: Einfache Atemübungen können helfen, akuten Stress schnell abzubauen.
- Kreative Ausdrucksformen: Malen oder Musizieren kann therapeutisch wirken und helfen, Emotionen auszudrücken.
- Soziale Unterstützung: Der Austausch mit Freunden oder Selbsthilfegruppen kann ein Gefühl der Zugehörigkeit schaffen und emotionalen Rückhalt bieten.

Insgesamt sollten Diabetiker verschiedene Techniken zur Stressbewältigung ausprobieren und herausfinden, welche am besten für sie funktionieren. Die Integration dieser Praktiken in den Alltag kann nicht nur das emotionale Wohlbefinden steigern, sondern auch einen positiven Einfluss auf die Blutzuckerwerte haben.

9.3 Förderung des emotionalen Wohlbefindens

Die Förderung des emotionalen Wohlbefindens ist für Menschen mit Diabetes von zentraler Bedeutung, da emotionale Belastungen nicht nur die Lebensqualität beeinträchtigen, sondern auch direkte Auswirkungen auf die Krankheitsbewältigung und Blutzuckerregulation haben können. Ein positives emotionales Umfeld kann helfen, Stress abzubauen und die Motivation zur Selbstpflege zu steigern.

Ein wichtiger Aspekt der emotionalen Gesundheit ist die **Selbstakzeptanz**. Diabetiker sollten lernen, ihre Erkrankung als Teil ihres Lebens zu akzeptieren, ohne sich selbst dafür zu verurteilen. Dies kann durch positive Affirmationen und das Führen eines Tagebuchs geschehen, in dem Erfolge und Herausforderungen festgehalten werden. Solche Praktiken fördern ein Gefühl der Kontrolle über die eigene Gesundheit und stärken das Selbstwertgefühl.

Ein weiterer entscheidender Faktor ist **soziale Unterstützung**. Der Austausch mit anderen Betroffenen oder Angehörigen kann eine wertvolle Quelle der Ermutigung sein. Selbsthilfegruppen bieten nicht nur Informationen, sondern auch emotionale Rückhalt und Verständnis für die Herausforderungen im Alltag mit Diabetes. Studien zeigen, dass Menschen mit einem starken sozialen Netzwerk besser in der Lage sind, mit den emotionalen Belastungen ihrer Erkrankung umzugehen.

Kreative Ausdrucksformen wie **Kunsttherapie**, Musik oder Schreiben können ebenfalls zur Verbesserung des emotionalen Wohlbefindens beitragen. Diese Aktivitäten ermöglichen es den Betroffenen, ihre Gefühle auszudrücken und zu verarbeiten. Durch kreative Prozesse können Spannungen abgebaut und neue Perspektiven auf persönliche Herausforderungen gewonnen werden.

Darüber hinaus spielt **Achtsamkeit** eine wesentliche Rolle bei der Förderung des emotionalen Wohlbefindens. Achtsamkeitsübungen helfen dabei, im Moment präsent zu sein und negative Gedankenmuster zu erkennen und zu verändern. Regelmäßige Achtsamkeitspraxis kann dazu führen, dass Diabetiker gelassener auf stressige Situationen reagieren und somit ihre emotionale Stabilität erhöhen.

Insgesamt ist es wichtig, dass Menschen mit Diabetes aktiv an ihrem emotionalen Wohlbefinden arbeiten. Die Integration von Selbstakzeptanz, sozialer Unterstützung sowie kreativen und achtsamen Praktiken in den Alltag kann nicht nur das emotionale Gleichgewicht fördern, sondern auch einen positiven Einfluss auf die gesamte Krankheitsbewältigung haben.

10
Komplikationen von Diabetes

10.1 Häufige Langzeitkomplikationen

Die Langzeitkomplikationen von Diabetes sind ein zentrales Thema, das sowohl die Lebensqualität der Betroffenen als auch die Gesundheitskosten erheblich beeinflusst. Diese Komplikationen entstehen häufig durch eine unzureichende Blutzuckerkontrolle über einen längeren Zeitraum und können verschiedene Organsysteme betreffen. Ein tiefes Verständnis dieser Komplikationen ist entscheidend, um präventive Maßnahmen zu ergreifen und die Lebensqualität der Patienten zu verbessern.

Eine der häufigsten Langzeitkomplikationen ist die diabetische Neuropathie, die Nerven schädigt und zu Schmerzen, Taubheit oder Kribbeln in den Extremitäten führen kann. Diese Erkrankung kann auch das autonome Nervensystem betreffen, was zu Problemen mit der Verdauung oder Herzfrequenzregulation führt. Die frühzeitige Erkennung und Behandlung dieser Symptome sind entscheidend, um schwerwiegendere Folgen wie Fußgeschwüre oder Amputationen zu vermeiden.

Ein weiteres bedeutendes Risiko stellt die diabetische Retinopathie dar, eine Schädigung der Netzhaut im Auge, die unbehandelt zur Erblindung führen kann. Regelmäßige Augenuntersuchungen sind unerlässlich für Diabetiker, um Veränderungen frühzeitig zu erkennen und geeignete therapeutische Maßnahmen einzuleiten.

Zusätzlich sind kardiovaskuläre Erkrankungen bei Diabetikern stark erhöht. Studien zeigen, dass Menschen mit Diabetes ein bis zu viermal höheres Risiko haben, an Herzkrankheiten oder Schlaganfällen zu erkranken. Eine gesunde Ernährung sowie regelmäßige körperliche Aktivität spielen eine wesentliche Rolle bei der Risikominderung.

Insgesamt ist es wichtig, dass Menschen mit Diabetes regelmäßig ärztliche Kontrollen in Anspruch nehmen und aktiv an ihrer Gesundheitsversorgung teilnehmen. Prävention durch Aufklärung über diese Komplikationen kann dazu beitragen, schwerwiegende gesundheitliche Folgen zu vermeiden und ein erfülltes Leben trotz Diabetes zu führen.

- **Diabetische Nephropathie:** Eine Schädigung der Nierenfunktion kann ebenfalls auftreten und führt oft zur Notwendigkeit einer Dialyse oder Nierentransplantation.
- **Füße:** Diabetiker haben ein erhöhtes Risiko für Fußinfektionen aufgrund von Durchblutungsstörungen und Nervenschäden.
- **Psyche:** Psychische Erkrankungen wie Depressionen treten bei Diabetikern häufiger auf und sollten ebenfalls Beachtung finden.

10.2 Präventionsstrategien

Die Prävention von Diabeteskomplikationen ist ein entscheidender Aspekt der Diabetesversorgung, der nicht nur die Lebensqualität der Betroffenen verbessert, sondern auch die Gesundheitskosten senkt. Durch gezielte Strategien können viele der schwerwiegenden Langzeitfolgen vermieden oder zumindest hinausgezögert werden. Ein umfassendes Verständnis dieser Strategien ist unerlässlich für Patienten und Fachkräfte im Gesundheitswesen.

Eine der grundlegendsten Präventionsstrategien ist die regelmäßige Überwachung des Blutzuckerspiegels. Diabetiker sollten in enger Zusammenarbeit mit ihrem Arzt individuelle Zielwerte festlegen und diese regelmäßig überprüfen. Die Verwendung von Blutzuckermessgeräten und kontinuierlichen Glukosemonitoren kann helfen, Schwankungen frühzeitig zu erkennen und entsprechende Anpassungen in der Therapie vorzunehmen.

Ein weiterer wichtiger Aspekt ist die Ernährung. Eine ausgewogene, nährstoffreiche Kost kann nicht nur den Blutzuckerspiegel stabilisieren, sondern auch das Risiko für kardiovaskuläre Erkrankungen verringern. Diabetiker sollten auf eine hohe Aufnahme von Ballaststoffen achten, gesunde Fette konsumieren und den Zuckerkonsum minimieren. Ernährungsberatung durch Fachkräfte kann hierbei wertvolle Unterstützung bieten.

Körperliche Aktivität spielt ebenfalls eine zentrale Rolle in der Prävention von Komplikationen. Regelmäßige Bewegung verbessert die Insulinempfindlichkeit und trägt zur Gewichtskontrolle bei. Es wird empfohlen, mindestens 150 Minuten moderate körperliche Aktivität pro Woche anzustreben, wobei Aktivitäten wie Gehen, Radfahren oder Schwimmen besonders geeignet sind.

- **Raucherentwöhnung:** Rauchen erhöht das Risiko für Herz-Kreislauf-Erkrankungen erheblich und sollte daher unbedingt vermieden werden.
- **Regelmäßige Vorsorgeuntersuchungen:** Augenuntersuchungen zur Früherkennung von diabetischer Retinopathie sowie Fußuntersuchungen zur Vermeidung von Geschwüren sind essenziell.
- **Psycho-soziale Unterstützung:** Psychische Gesundheit hat einen direkten Einfluss auf das Diabetesmanagement; daher sind Beratungsangebote wichtig.

Zusammenfassend lässt sich sagen, dass eine proaktive Herangehensweise an die Prävention von Diabeteskomplikationen durch regelmäßige Kontrollen, gesunde Lebensgewohnheiten und psychosoziale Unterstützung entscheidend ist. Diese Maßnahmen tragen dazu bei, das Risiko schwerwiegender gesundheitlicher Folgen zu minimieren und ein erfülltes Leben trotz Diabetes zu ermöglichen.

10.3 Regelmäßige Gesundheitschecks

Regelmäßige Gesundheitschecks sind ein unverzichtbarer Bestandteil des Diabetesmanagements und spielen eine entscheidende Rolle bei der Früherkennung und Prävention von Komplikationen. Diese Checks ermöglichen es, Veränderungen im Gesundheitszustand frühzeitig zu erkennen und gegebenenfalls sofortige Maßnahmen zu ergreifen. Sie tragen nicht nur zur Verbesserung der Lebensqualität bei, sondern können auch schwerwiegende gesundheitliche Folgen verhindern.

Ein zentraler Aspekt dieser Gesundheitschecks ist die regelmäßige Überprüfung des Blutzuckerspiegels. Diabetiker sollten in enger Zusammenarbeit mit ihrem Arzt individuelle Zielwerte festlegen und diese regelmäßig überprüfen lassen. Die Verwendung von Blutzuckermessgeräten oder kontinuierlichen Glukosemonitoren ermöglicht es den Patienten, ihre Werte selbstständig zu überwachen und Anpassungen in ihrer Therapie vorzunehmen. Dies fördert ein aktives Management der Erkrankung und hilft, akute Komplikationen wie Hypoglykämie oder Hyperglykämie zu vermeiden.

Darüber hinaus sind spezifische Untersuchungen für die Früherkennung von Diabeteskomplikationen unerlässlich. Dazu gehören Augenuntersuchungen zur Identifizierung von diabetischer Retinopathie sowie Fußuntersuchungen zur Vermeidung von Geschwüren und Amputationen. Studien zeigen, dass regelmäßige Augenuntersuchungen das Risiko einer Erblindung signifikant senken können, wenn sie rechtzeitig durchgeführt werden.

Ein weiterer wichtiger Bereich ist die Kontrolle der kardiovaskulären Gesundheit. Diabetiker haben ein erhöhtes Risiko für Herz-Kreislauf-Erkrankungen; daher sollten Blutdruck und Cholesterinwerte regelmäßig überprüft werden. Eine enge Überwachung dieser Parameter kann helfen, potenzielle Risiken frühzeitig zu identifizieren und entsprechende therapeutische Maßnahmen einzuleiten.

Zusätzlich sollte auch die psychische Gesundheit nicht vernachlässigt werden. Stressbewältigungstechniken sowie psychosoziale Unterstützung können einen positiven Einfluss auf das Diabetesmanagement haben. Regelmäßige Gespräche mit Fachleuten bieten Raum für den Austausch über Herausforderungen im Alltag mit Diabetes.

Insgesamt lässt sich sagen, dass regelmäßige Gesundheitschecks eine fundamentale Rolle im Leben eines Diabetikers spielen. Sie fördern nicht nur die Selbstverantwortung der Patienten, sondern tragen auch dazu bei, langfristig schwere Komplikationen zu vermeiden und somit ein erfülltes Leben trotz Diabetes zu ermöglichen.

11
Unterstützungssysteme für Diabetiker

11.1 Rolle der Familie und Freunde

Die Unterstützung von Familie und Freunden spielt eine entscheidende Rolle im Leben von Menschen mit Diabetes. Diese sozialen Netzwerke sind nicht nur emotionale Rückhaltgeber, sondern auch aktive Mitgestalter des Gesundheitsmanagements. Die Einbindung von Angehörigen in den Alltag eines Diabetikers kann die Lebensqualität erheblich verbessern und zu einer besseren Krankheitsbewältigung führen.

Familienmitglieder können durch ihr Verständnis und ihre Sensibilität für die Bedürfnisse des Diabetikers einen positiven Einfluss auf dessen Verhalten ausüben. Beispielsweise kann das gemeinsame Kochen gesunder Mahlzeiten oder das Planen von Aktivitäten, die körperliche Bewegung fördern, dazu beitragen, dass der Diabetiker motiviert bleibt. Wenn Familienmitglieder selbst an einer gesunden Ernährung interessiert sind, wird dies oft als Vorbild wahrgenommen und fördert ein gemeinsames Engagement für einen gesünderen Lebensstil.

Freunde hingegen bieten oft eine andere Art der Unterstützung. Sie können helfen, soziale Isolation zu vermeiden, die bei chronischen Erkrankungen häufig vorkommt. Gemeinsame Unternehmungen wie Sport oder Ausflüge können nicht nur den Blutzuckerspiegel positiv beeinflussen, sondern auch das emotionale Wohlbefinden stärken. Es ist wichtig, dass Freunde über die Erkrankung informiert sind und verstehen, welche Herausforderungen damit verbunden sind. Dies ermöglicht es ihnen, sensibel auf die Bedürfnisse ihres Freundes einzugehen.

Darüber hinaus kann die Teilnahme an Selbsthilfegruppen oder Diabetes-Workshops sowohl für den Diabetiker als auch für seine Angehörigen hilfreich sein. Hier können sie Erfahrungen austauschen und voneinander lernen. Solche Gruppen bieten nicht nur Informationen über den Umgang mit der Krankheit, sondern fördern auch das Gefühl der Gemeinschaft und des Verständnisses unter Gleichgesinnten.

Insgesamt zeigt sich, dass die Rolle von Familie und Freunden weit über emotionale Unterstützung hinausgeht; sie sind essentielle Partner im Gesundheitsmanagement eines Diabetikers. Durch aktives Engagement können sie dazu beitragen, dass Betroffene besser mit ihrer Erkrankung umgehen und ein erfülltes Leben führen.

11.2 Selbsthilfegruppen und Netzwerke

Selbsthilfegruppen und Netzwerke spielen eine zentrale Rolle im Leben von Menschen mit Diabetes, indem sie nicht nur emotionale Unterstützung bieten, sondern auch wertvolle Informationen und Ressourcen bereitstellen. Diese Gruppen fördern den Austausch von Erfahrungen und Strategien zur Krankheitsbewältigung, was für viele Betroffene eine wichtige Quelle der Motivation darstellt.

Ein wesentlicher Vorteil von Selbsthilfegruppen ist die Möglichkeit, sich mit Gleichgesinnten zu vernetzen. In einem geschützten Rahmen können Diabetiker ihre Herausforderungen offen ansprechen und erhalten Verständnis von anderen, die ähnliche Erfahrungen gemacht haben. Dies kann das Gefühl der Isolation verringern und ein starkes Gemeinschaftsgefühl schaffen. Oft entstehen aus diesen Gruppen Freundschaften, die über die Treffen hinaus bestehen bleiben und einen langfristigen sozialen Rückhalt bieten.

Darüber hinaus bieten viele Selbsthilfegruppen Workshops oder Informationsveranstaltungen an, in denen Experten zu Themen wie Ernährung, Bewegung oder Blutzuckermanagement referieren. Solche Veranstaltungen sind nicht nur informativ, sondern ermöglichen es den Teilnehmern auch, neue Ansätze zur Verbesserung ihrer Gesundheit zu erlernen. Die aktive Teilnahme an solchen Programmen kann das Wissen über Diabetes erweitern und dazu beitragen, dass Betroffene informierte Entscheidungen über ihre Behandlung treffen.

Ein weiterer wichtiger Aspekt ist die Möglichkeit der gegenseitigen Unterstützung bei emotionalen Herausforderungen. Viele Diabetiker kämpfen mit Ängsten oder Depressionen aufgrund ihrer Erkrankung. In einer Selbsthilfegruppe können diese Themen offen besprochen werden, was oft zu einer Erleichterung führt. Der Austausch über persönliche Erfolge und Misserfolge kann inspirierend wirken und dazu beitragen, dass Mitglieder motiviert bleiben.

Zusammenfassend lässt sich sagen, dass Selbsthilfegruppen und Netzwerke für Diabetiker unverzichtbare Ressourcen darstellen. Sie fördern nicht nur den Wissensaustausch und die emotionale Unterstützung, sondern tragen auch aktiv zur Verbesserung der Lebensqualität bei. Durch den Aufbau eines starken sozialen Netzes können Diabetiker besser mit ihrer Erkrankung umgehen und ein erfülltes Leben führen.

11.3 Professionelle Unterstützung suchen

Die Suche nach professioneller Unterstützung ist für Menschen mit Diabetes von entscheidender Bedeutung, um die Herausforderungen der Erkrankung effektiv zu bewältigen. Fachleute wie Ärzte, Ernährungsberater und Diabetesberater spielen eine zentrale Rolle in der Behandlung und im Management von Diabetes. Ihre Expertise kann nicht nur helfen, den Blutzuckerspiegel zu regulieren, sondern auch das allgemeine Wohlbefinden der Betroffenen zu fördern.

Ein wichtiger Aspekt bei der Inanspruchnahme professioneller Unterstützung ist die individuelle Anpassung der Therapie. Jeder Diabetiker hat unterschiedliche Bedürfnisse und Lebensumstände, weshalb eine maßgeschneiderte Betreuung unerlässlich ist. Durch regelmäßige Arztbesuche können Patienten ihre Fortschritte überwachen lassen und gegebenenfalls Anpassungen an ihrer Medikation oder ihrem Lebensstil vornehmen. Dies fördert nicht nur die Gesundheit, sondern stärkt auch das Vertrauen in die eigene Fähigkeit, mit der Krankheit umzugehen.

Zusätzlich zur medizinischen Betreuung spielt die Ernährung eine wesentliche Rolle im Diabetesmanagement. Ernährungsberater können wertvolle Tipps geben, wie man gesunde Essgewohnheiten entwickelt und beibehält. Sie helfen dabei, individuelle Ernährungspläne zu erstellen, die auf persönliche Vorlieben und gesundheitliche Anforderungen abgestimmt sind. Eine ausgewogene Ernährung kann nicht nur den Blutzuckerspiegel stabilisieren, sondern auch das Risiko von Folgeerkrankungen verringern.

Psychologische Unterstützung ist ein weiterer wichtiger Bestandteil des professionellen Hilfsangebots. Viele Diabetiker erleben emotionale Belastungen wie Angst oder Depressionen aufgrund ihrer Erkrankung. Psychologen oder Therapeuten können helfen, diese Gefühle zu verarbeiten und Bewältigungsstrategien zu entwickeln. Gruppentherapien bieten zudem einen Raum für den Austausch mit anderen Betroffenen und fördern das Gefühl der Gemeinschaft.

Insgesamt zeigt sich, dass professionelle Unterstützung ein unverzichtbarer Bestandteil des Diabetesmanagements ist. Die Kombination aus medizinischer Beratung, Ernährungsberatung und psychologischer Unterstützung ermöglicht es Diabetikern, ihre Erkrankung aktiv zu managen und ein erfülltes Leben zu führen.

12
Psychologische Aspekte des Lebens mit Diabetes

12.1 Umgang mit Ängsten und Sorgen

Der Umgang mit Ängsten und Sorgen ist ein zentraler Aspekt für Menschen, die mit Diabetes leben. Die Diagnose einer chronischen Erkrankung kann eine Vielzahl von emotionalen Reaktionen hervorrufen, darunter Angst vor Komplikationen, Sorge um die eigene Gesundheit und Unsicherheit über den Alltag. Diese Gefühle sind nicht nur normal, sondern auch verständlich, da sie oft aus der Ungewissheit über die Zukunft resultieren.

Ein wichtiger Schritt im Umgang mit diesen Ängsten ist das Verständnis ihrer Ursachen. Viele Betroffene haben Angst vor Hypoglykämie oder Hyperglykämie, was zu einem ständigen Gefühl der Wachsamkeit führt. Diese Ängste können durch Informationen verstärkt werden, die in sozialen Medien oder von anderen Diabetikern geteilt werden. Daher ist es entscheidend, sich auf verlässliche Quellen zu stützen und sich nicht von übertriebenen Darstellungen leiten zu lassen.

Ein weiterer Aspekt ist die Bedeutung des Austauschs mit anderen Betroffenen. Selbsthilfegruppen oder Online-Foren bieten eine Plattform für den Austausch von Erfahrungen und Strategien zur Bewältigung von Ängsten. Der Kontakt zu Gleichgesinnten kann helfen, das Gefühl der Isolation zu verringern und neue Perspektiven auf die eigene Situation zu gewinnen.

Praktische Techniken zur Stressbewältigung spielen ebenfalls eine wesentliche Rolle im Umgang mit Sorgen. Methoden wie Achtsamkeitstraining oder Atemübungen können helfen, akute Angstzustände zu lindern und ein Gefühl der Kontrolle zurückzugewinnen. Regelmäßige körperliche Aktivität hat sich zudem als wirksam erwiesen, um Stress abzubauen und das allgemeine Wohlbefinden zu steigern.

Letztlich ist es wichtig, professionelle Unterstützung in Anspruch zu nehmen, wenn Ängste überwältigend werden oder das tägliche Leben beeinträchtigen. Psychologen oder Therapeuten können individuelle Strategien entwickeln und dabei helfen, gesunde Bewältigungsmechanismen aufzubauen.

Insgesamt erfordert der Umgang mit Ängsten und Sorgen bei Diabetes einen ganzheitlichen Ansatz: Informiert bleiben, soziale Unterstützung suchen und aktiv an der eigenen psychischen Gesundheit arbeiten sind Schlüsselstrategien für ein erfülltes Leben trotz dieser Herausforderungen.

12.2 Motivation aufrechterhalten

Die Aufrechterhaltung der Motivation ist für Menschen mit Diabetes von entscheidender Bedeutung, da sie eine kontinuierliche Anpassung des Lebensstils und der täglichen Routine erfordert. Die Herausforderungen, die mit der Krankheit einhergehen, können oft entmutigend sein, weshalb es wichtig ist, Strategien zu entwickeln, um die eigene Motivation langfristig zu fördern.

Ein zentraler Aspekt zur Stärkung der Motivation ist das Setzen realistischer und erreichbarer Ziele. Diese Ziele sollten spezifisch, messbar und zeitgebunden sein. Beispielsweise könnte ein Ziel darin bestehen, regelmäßig dreimal pro Woche Sport zu treiben oder den Blutzuckerspiegel in einem bestimmten Bereich zu halten. Solche klaren Vorgaben helfen nicht nur dabei, Fortschritte sichtbar zu machen, sondern bieten auch einen Anreiz zur Selbstdisziplin.

Zusätzlich spielt die Selbstreflexion eine wichtige Rolle bei der Motivationsaufrechterhaltung. Das Führen eines Tagebuchs kann hierbei hilfreich sein; es ermöglicht den Betroffenen, ihre Erfolge und Rückschläge festzuhalten und daraus zu lernen. Indem man sich bewusst macht, welche Strategien funktionieren und welche nicht, kann man seine Herangehensweise an das Diabetesmanagement kontinuierlich optimieren.

Soziale Unterstützung ist ein weiterer Schlüsselfaktor für die Aufrechterhaltung der Motivation. Der Austausch mit anderen Diabetikern oder Freunden und Familie kann ermutigend wirken und dazu beitragen, dass man sich weniger allein fühlt. Gruppenaktivitäten oder gemeinsame sportliche Unternehmungen können zudem Spaß machen und gleichzeitig das Verantwortungsbewusstsein stärken.

Schließlich sollte auch die Belohnung von Fortschritten nicht vernachlässigt werden. Kleine Belohnungen für erreichte Ziele können als positive Verstärkung dienen und helfen dabei, die Motivation hochzuhalten. Dies könnte beispielsweise ein entspannendes Wochenende oder ein neues Buch sein – etwas, das Freude bereitet und als Anreiz dient.

Insgesamt erfordert die Aufrechterhaltung der Motivation im Umgang mit Diabetes eine Kombination aus realistischen Zielen, Selbstreflexion sowie sozialer Unterstützung und positiven Verstärkungen. Durch diese Ansätze können Betroffene ihre Lebensqualität verbessern und besser mit den Herausforderungen ihrer Erkrankung umgehen.

12.3 Positive Denkweise entwickeln

Die Entwicklung einer positiven Denkweise ist für Menschen mit Diabetes von großer Bedeutung, da sie nicht nur das emotionale Wohlbefinden fördert, sondern auch die Fähigkeit verbessert, mit den Herausforderungen der Erkrankung umzugehen. Eine optimistische Einstellung kann helfen, Stress abzubauen und die Lebensqualität zu steigern. In diesem Abschnitt werden verschiedene Strategien vorgestellt, um eine positive Denkweise zu kultivieren.

Ein erster Schritt zur Förderung einer positiven Denkweise besteht darin, sich auf die eigenen Stärken und Erfolge zu konzentrieren. Anstatt sich ausschließlich auf die Einschränkungen durch Diabetes zu fokussieren, sollten Betroffene ihre Fortschritte anerkennen und feiern. Dies kann durch das Führen eines Erfolgstagebuchs geschehen, in dem kleine und große Erfolge festgehalten werden. Solche Aufzeichnungen können als wertvolle Erinnerungen dienen und helfen, in schwierigen Zeiten motiviert zu bleiben.

Ein weiterer wichtiger Aspekt ist die Umgestaltung negativer Gedankenmuster. Oft neigen Menschen dazu, sich selbst zu kritisieren oder pessimistisch über ihre Situation zu denken. Hier kann die Technik der kognitiven Umstrukturierung hilfreich sein: Negative Gedanken werden hinterfragt und durch realistischere oder positivere Überzeugungen ersetzt. Beispielsweise könnte anstelle des Gedankens „Ich schaffe das nie" der Gedanke „Ich habe bereits viele Herausforderungen gemeistert" formuliert werden.

Soziale Unterstützung spielt ebenfalls eine entscheidende Rolle bei der Entwicklung einer positiven Denkweise. Der Austausch mit anderen Diabetikern oder Freunden kann ermutigend wirken und neue Perspektiven eröffnen. Gruppenaktivitäten oder Online-Foren bieten nicht nur Informationen, sondern auch emotionale Unterstützung und Bestärkung im Umgang mit der Erkrankung.

Schließlich ist es wichtig, Achtsamkeit und Selbstfürsorge in den Alltag zu integrieren. Praktiken wie Meditation oder Yoga können helfen, den Geist zu beruhigen und eine positive Grundhaltung zu fördern. Indem man regelmäßig Zeit für sich selbst einplant – sei es durch Hobbys oder Entspannungsübungen – wird das allgemeine Wohlbefinden gesteigert.

Insgesamt trägt die Entwicklung einer positiven Denkweise entscheidend dazu bei, besser mit Diabetes umzugehen und ein erfülltes Leben trotz der Herausforderungen der Erkrankung zu führen.

13
Technologische Hilfsmittel im Diabetesmanagement

13.1 Apps zur Blutzuckerkontrolle

Die Integration von Technologie in das Diabetesmanagement hat in den letzten Jahren erheblich zugenommen, insbesondere durch die Entwicklung von Apps zur Blutzuckerkontrolle. Diese Anwendungen bieten Diabetikern eine benutzerfreundliche Möglichkeit, ihre Blutzuckerwerte zu überwachen und zu verwalten. Sie sind nicht nur ein praktisches Werkzeug, sondern auch ein wichtiger Bestandteil eines umfassenden Gesundheitsmanagements.

Eine der Hauptfunktionen dieser Apps ist die Möglichkeit, Blutzuckerwerte in Echtzeit zu erfassen und zu analysieren. Nutzer können ihre Messungen direkt eingeben oder sogar mit kompatiblen Blutzuckermessgeräten synchronisieren. Dies ermöglicht eine präzise Nachverfolgung der Werte über einen bestimmten Zeitraum hinweg und hilft dabei, Muster zu erkennen, die für die Anpassung der Insulindosen oder der Ernährung entscheidend sein können.

Darüber hinaus bieten viele dieser Apps zusätzliche Funktionen wie Ernährungsprotokolle, die es den Nutzern ermöglichen, ihre Nahrungsaufnahme zu dokumentieren und deren Einfluss auf den Blutzuckerspiegel besser zu verstehen. Einige Anwendungen beinhalten auch Rezeptdatenbanken und Vorschläge für gesunde Mahlzeiten, was besonders hilfreich für Menschen ist, die Schwierigkeiten haben, sich an eine diabetische Ernährung zu halten.

- **Erinnerungsfunktionen:** Viele Apps verfügen über Erinnerungen für Medikamenteneinnahme oder regelmäßige Blutzuckermessungen, was dazu beiträgt, dass Nutzer ihre Routine einhalten.
- **Datenanalyse:** Durch grafische Darstellungen der Blutzuckerwerte können Nutzer Trends erkennen und diese Informationen mit ihrem Arzt teilen.
- **Community-Features:** Einige Apps bieten Foren oder soziale Netzwerke an, wo Diabetiker Erfahrungen austauschen und Unterstützung finden können.

Insgesamt tragen diese technologischen Hilfsmittel dazu bei, das Selbstmanagement von Diabetes zu verbessern. Sie fördern nicht nur das Bewusstsein für den eigenen Gesundheitszustand, sondern unterstützen auch eine proaktive Herangehensweise an das Diabetesmanagement. Die kontinuierliche Weiterentwicklung dieser Technologien verspricht zudem noch effektivere Lösungen in der Zukunft.

13.2 Insulinpumpen und kontinuierliche Glukosemessung

Insulinpumpen und kontinuierliche Glukosemesssysteme (CGM) haben das Diabetesmanagement revolutioniert, indem sie eine präzisere Kontrolle des Blutzuckerspiegels ermöglichen. Diese Technologien bieten Diabetikern die Möglichkeit, ihre Therapie individuell anzupassen und somit die Lebensqualität erheblich zu steigern.

Insulinpumpen sind tragbare Geräte, die kontinuierlich Insulin abgeben, um den Blutzuckerspiegel stabil zu halten. Sie ersetzen die Notwendigkeit von mehrfachen täglichen Injektionen und ermöglichen eine flexiblere Anpassung der Insulindosen in Abhängigkeit von Nahrungsaufnahme, körperlicher Aktivität und anderen Faktoren. Moderne Pumpen sind oft mit CGM-Systemen integriert, was eine nahtlose Überwachung des Blutzuckerspiegels in Echtzeit ermöglicht.

Die kontinuierliche Glukosemessung bietet einen entscheidenden Vorteil: Anstatt nur punktuelle Messungen durchzuführen, erhalten Nutzer ständige Informationen über ihren Blutzuckerstatus. Dies geschieht durch Sensoren, die unter der Haut platziert werden und alle paar Minuten Daten an ein Empfangsgerät oder Smartphone senden. Die Möglichkeit, Trends im Blutzuckerspiegel zu erkennen – wie z.B. plötzliche Anstiege oder Abfälle – ist für das Management von Hypoglykämien oder Hyperglykämien von unschätzbarem Wert.

Ein weiterer bedeutender Aspekt dieser Technologien ist die Integration von Alarmfunktionen. Nutzer können Warnungen erhalten, wenn ihre Werte außerhalb eines festgelegten Bereichs liegen. Dies fördert nicht nur ein proaktives Handeln bei drohenden Komplikationen, sondern gibt auch ein Gefühl der Sicherheit im Alltag.

Zusätzlich zur technischen Funktionalität bieten viele Systeme auch umfassende Datenanalysen an. Diese Analysen helfen Nutzern dabei, Muster in ihrem Blutzuckerverlauf zu erkennen und gemeinsam mit ihrem medizinischen Team fundierte Entscheidungen über ihre Therapie zu treffen. Die Kombination aus Insulinpumpen und CGM hat sich als besonders effektiv erwiesen und wird zunehmend als Standardbehandlung für Menschen mit Typ-1-Diabetes empfohlen.

Insgesamt tragen Insulinpumpen und kontinuierliche Glukosemesssysteme dazu bei, das Diabetesmanagement zu optimieren und den Betroffenen mehr Kontrolle über ihre Gesundheit zu geben. Mit fortschreitender Technologie ist zu erwarten, dass diese Systeme noch benutzerfreundlicher werden und neue Funktionen integrieren werden, um das Leben von Diabetikern weiter zu verbessern.

13.3 Online-Ressourcen nutzen

Die Nutzung von Online-Ressourcen hat das Diabetesmanagement erheblich verändert und bietet Diabetikern eine Vielzahl von Möglichkeiten, ihre Erkrankung besser zu verstehen und zu kontrollieren. Diese digitalen Werkzeuge sind nicht nur informativ, sondern fördern auch den Austausch zwischen Betroffenen und Fachleuten sowie die Selbsthilfe.

Ein zentraler Vorteil der Online-Ressourcen ist der Zugang zu aktuellen Informationen über Diabetes. Websites von Gesundheitsorganisationen, wie der Deutschen Diabetes Gesellschaft oder dem American Diabetes Association, bieten umfassende Informationen über die neuesten Forschungsergebnisse, Behandlungsmöglichkeiten und Ernährungstipps. Diese Plattformen ermöglichen es den Nutzern, sich über neue Technologien wie Insulinpumpen oder kontinuierliche Glukosemesssysteme (CGM) zu informieren und deren Vorteile für ihr persönliches Management abzuwägen.

Darüber hinaus gibt es zahlreiche Foren und soziale Netzwerke, in denen Diabetiker Erfahrungen austauschen können. Diese Gemeinschaften bieten emotionalen Rückhalt und praktische Tipps aus erster Hand. Nutzer können Fragen stellen, Ratschläge erhalten oder einfach nur ihre Geschichten teilen. Solche Interaktionen tragen dazu bei, das Gefühl der Isolation zu verringern, das viele Menschen mit chronischen Erkrankungen empfinden.

Online-Tools zur Blutzuckerüberwachung sind ebenfalls ein wichtiger Bestandteil des modernen Diabetesmanagements. Viele Apps ermöglichen es Nutzern, ihre Blutzuckerwerte einfach zu protokollieren und Trends im Zeitverlauf zu analysieren. Einige dieser Anwendungen bieten sogar die Möglichkeit zur Integration mit CGM-Systemen oder Insulinpumpen, was eine noch genauere Überwachung ermöglicht.

- **Webinare und Online-Kurse:** Viele Organisationen bieten Schulungen an, die speziell auf das Management von Diabetes ausgerichtet sind.
- **E-Learning-Plattformen:** Hier können Diabetiker mehr über Ernährung, Bewegung und Stressbewältigung lernen.
- **Telemedizin:** Virtuelle Arztbesuche ermöglichen eine flexible Betreuung ohne lange Anfahrtswege.

Insgesamt erweitern Online-Ressourcen die Möglichkeiten für Menschen mit Diabetes erheblich. Sie fördern nicht nur das Wissen über die Krankheit selbst, sondern stärken auch die Selbstbestimmung im Umgang mit der eigenen Gesundheit. Mit fortschreitender Technologie wird erwartet, dass diese Ressourcen noch zugänglicher werden und somit einen noch größeren Einfluss auf das Leben von

14
Reisen mit Diabetes

14.1 Vorbereitung auf Reisen

Die Vorbereitung auf Reisen ist für Menschen mit Diabetes von entscheidender Bedeutung, um sicherzustellen, dass sie ihre Gesundheit während des gesamten Aufenthalts im Griff haben. Eine sorgfältige Planung kann nicht nur helfen, gesundheitliche Komplikationen zu vermeiden, sondern auch das Reiseerlebnis insgesamt verbessern.

Zunächst sollten Reisende mit Diabetes ihre Medikamente und Hilfsmittel in ausreichender Menge einpacken. Es ist ratsam, eine doppelte Menge an Insulin oder anderen Medikamenten mitzunehmen, um unvorhergesehene Verzögerungen oder Änderungen im Reiseverlauf abzufangen. Zudem sollte man die Medikamente in der Originalverpackung lassen und eine ärztliche Bescheinigung mitführen, die den Bedarf an diesen Arzneimitteln erklärt.

Ein weiterer wichtiger Aspekt der Reisevorbereitung ist die Planung der Ernährung. Vor dem Abflug sollte man sich über die Verfügbarkeit von geeigneten Lebensmitteln am Zielort informieren. In vielen Ländern gibt es spezielle Diätoptionen oder Restaurants, die auf diabetische Bedürfnisse eingehen. Das Mitnehmen gesunder Snacks wie Nüsse oder Trockenfrüchte kann ebenfalls hilfreich sein, um den Blutzuckerspiegel stabil zu halten.

Zusätzlich zur Ernährung ist es wichtig, sich über die klimatischen Bedingungen am Reiseziel zu informieren. Extreme Temperaturen können den Blutzuckerspiegel beeinflussen; daher sollten Reisende darauf vorbereitet sein, ihre Insulindosen entsprechend anzupassen. Ein Thermometer zur Überwachung der Temperatur von Insulin kann ebenfalls nützlich sein.

Schließlich sollte man auch einen Notfallplan erstellen. Dies umfasst das Wissen um nahegelegene Krankenhäuser oder Kliniken sowie das Tragen einer medizinischen ID-Karte, die Informationen über den Diabetesstatus enthält. Die Kontaktaufnahme mit einem Arzt vor der Reise kann helfen, spezifische Empfehlungen zu erhalten und mögliche Risiken besser einzuschätzen.

Insgesamt erfordert die Vorbereitung auf Reisen mit Diabetes eine umfassende Planung und Organisation. Durch proaktive Maßnahmen können Betroffene sicherstellen, dass sie ihre Gesundheit während ihrer Reisen optimal verwalten und gleichzeitig neue Erfahrungen genießen können.

14.2 Ernährung unterwegs

Die Ernährung während des Reisens ist für Menschen mit Diabetes von zentraler Bedeutung, da sie direkt den Blutzuckerspiegel beeinflussen kann. Eine ausgewogene und gut geplante Ernährung hilft nicht nur, den Blutzucker stabil zu halten, sondern trägt auch zur allgemeinen Gesundheit und zum Wohlbefinden bei. Daher ist es wichtig, sich im Vorfeld Gedanken über die Nahrungsaufnahme zu machen und geeignete Strategien zu entwickeln.

Ein wichtiger Aspekt der Ernährung unterwegs ist die Auswahl der richtigen Snacks. Gesunde Snacks sind leicht mitzunehmen und können helfen, plötzliche Blutzuckerschwankungen zu vermeiden. Empfehlenswerte Optionen sind **Nüsse**, **Trockenfrüchte**, **Gemüsesticks** oder **Vollkornriegel**. Diese Lebensmittel sind nicht nur nährstoffreich, sondern bieten auch eine gute Mischung aus Kohlenhydraten, Fetten und Proteinen, die für eine stabile Energieversorgung sorgen.

Darüber hinaus sollte man sich über die Essgewohnheiten am Reiseziel informieren. In vielen Ländern gibt es spezielle Restaurants oder Märkte, die gesunde Optionen anbieten. Es kann hilfreich sein, vorab nach lokalen Gerichten zu recherchieren, die wenig Zucker enthalten oder auf Vollkornprodukte setzen. Auch das Mitnehmen eines kleinen Kochbuchs mit Rezepten für diabetikerfreundliche Gerichte kann nützlich sein.

Ebenfalls wichtig ist das Trinken von ausreichend Wasser während der Reise. Dehydration kann den Blutzuckerspiegel negativ beeinflussen und sollte daher vermieden werden. Reisende sollten darauf achten, immer eine Flasche Wasser griffbereit zu haben und regelmäßig kleine Schlücke zu trinken.

Schließlich ist es ratsam, einen Plan für unvorhergesehene Situationen zu haben. Dies könnte beinhalten, dass man sich über nahegelegene Supermärkte oder Apotheken informiert, um im Notfall schnell an geeignete Lebensmittel oder Medikamente zu gelangen. Ein gut geplanter Ernährungsansatz ermöglicht es Menschen mit Diabetes nicht nur, ihre Gesundheit im Griff zu behalten, sondern auch das Reisen in vollen Zügen zu genießen.

14.3 Notfallmaßnahmen während des Reisens

Die Planung von Notfallmaßnahmen ist für Menschen mit Diabetes von entscheidender Bedeutung, insbesondere während des Reisens. Unvorhergesehene Situationen können jederzeit auftreten, und ein gut durchdachter Plan kann helfen, gesundheitliche Risiken zu minimieren und die Reise angenehmer zu gestalten.

Zunächst sollten Reisende sicherstellen, dass sie immer ausreichend Medikamente und Hilfsmittel dabei haben. Dazu gehören Insulin, Blutzuckermessgeräte sowie Teststreifen. Es ist ratsam, eine doppelte Menge an Medikamenten mitzunehmen, um auf unvorhergesehene Verzögerungen oder Verlust reagieren zu können. Diese sollten in der Originalverpackung aufbewahrt werden, um im Falle einer Kontrolle durch Zollbehörden keine Probleme zu bekommen.

Ein weiterer wichtiger Aspekt ist die Kenntnis der Symptome einer Hypoglykämie (niedriger Blutzucker) und Hyperglykämie (hoher Blutzucker). Reisende sollten sich bewusst sein, wie sie diese Zustände erkennen und behandeln können. Bei Hypoglykämie sind schnelle Kohlenhydrate wie Traubenzucker oder Fruchtsäfte hilfreich. Für Hyperglykämie kann es notwendig sein, Insulin nachzuspritzen oder den Arzt zu konsultieren.

Zusätzlich sollte man sich über die medizinischen Einrichtungen am Reiseziel informieren. Es ist sinnvoll, im Voraus herauszufinden, wo sich nahegelegene Krankenhäuser oder Kliniken befinden und welche Dienstleistungen dort angeboten werden. Eine Liste mit Kontaktdaten von Ärzten oder Diabeteszentren kann ebenfalls nützlich sein.

Ein Notfallset sollte auch persönliche Informationen enthalten, wie z.B. eine Liste der Medikamente sowie Allergien oder andere relevante Gesundheitsinformationen. Diese Informationen sind besonders wichtig für medizinisches Personal im Falle eines Notfalls.

Schließlich ist es ratsam, einen Kontakt vor Ort zu haben – sei es ein Freund oder ein Familienmitglied –, der im Notfall schnell informiert werden kann. Die Nutzung von Apps zur Überwachung des Blutzuckerspiegels kann ebenfalls hilfreich sein und ermöglicht eine einfache Dokumentation der Werte während der Reise.

15
Ernährungstrends und ihre Relevanz für Diabetiker

15.1 Low-Carb-Diäten

Low-Carb-Diäten haben in den letzten Jahren an Popularität gewonnen, insbesondere unter Menschen mit Diabetes. Diese Ernährungsweise zielt darauf ab, die Kohlenhydrataufnahme zu reduzieren und stattdessen den Fokus auf Proteine und gesunde Fette zu legen. Für Diabetiker kann eine solche Diät von besonderer Bedeutung sein, da sie helfen kann, den Blutzuckerspiegel stabiler zu halten und das Risiko von insulinbedingten Schwankungen zu verringern.

Ein zentraler Aspekt der Low-Carb-Diäten ist die Reduzierung der Insulinresistenz. Studien zeigen, dass eine kohlenhydratarme Ernährung dazu beitragen kann, die Insulinempfindlichkeit zu verbessern, was für viele Diabetiker entscheidend ist. Durch die Verringerung des Zuckergehalts in der Nahrung wird weniger Insulin benötigt, um den Blutzuckerspiegel zu regulieren. Dies kann nicht nur die tägliche Blutzuckerüberwachung erleichtern, sondern auch langfristige Komplikationen vermeiden helfen.

Darüber hinaus können Low-Carb-Diäten auch zur Gewichtsreduktion beitragen, was für viele Diabetiker ein wichtiges Ziel darstellt. Übergewicht ist ein wesentlicher Risikofaktor für Typ-2-Diabetes und dessen Komplikationen. Eine Gewichtsabnahme durch eine kohlenhydratarme Ernährung kann daher nicht nur den Blutzuckerspiegel senken, sondern auch das allgemeine Wohlbefinden steigern.

- Die Auswahl an Lebensmitteln in einer Low-Carb-Diät umfasst oft Gemüse mit niedrigem glykämischen Index wie Blattgemüse und Brokkoli.
- Proteinquellen wie Fisch, Geflügel und Eier sind ebenfalls zentrale Bestandteile dieser Ernährungsweise.
- Nüsse und gesunde Fette aus Avocados oder Olivenöl bieten zusätzliche Nährstoffe ohne hohe Kohlenhydratwerte.

Trotz der Vorteile sollten Diabetiker bei der Umsetzung einer Low-Carb-Diät vorsichtig sein und sich gegebenenfalls von einem Ernährungsberater unterstützen lassen. Es ist wichtig sicherzustellen, dass alle notwendigen Nährstoffe aufgenommen werden und keine Mangelerscheinungen auftreten. Letztlich bietet eine gut geplante Low-Carb-Ernährung eine vielversprechende Möglichkeit für Diabetiker, ihre Gesundheit aktiv zu beeinflussen.

15.2 Intervallfasten

Intervallfasten hat sich als ein bedeutender Ernährungstrend etabliert, der auch für Diabetiker von Interesse ist. Diese Methode des Fastens beinhaltet, dass man in bestimmten Zeitfenstern isst und außerhalb dieser Fenster auf Nahrung verzichtet. Die gängigsten Formen sind das 16/8-Modell, bei dem man 16 Stunden fastet und innerhalb eines 8-Stunden-Fensters isst, sowie das 5:2-Modell, bei dem an zwei Tagen der Woche die Kalorienzufuhr stark reduziert wird.

Für Diabetiker kann Intervallfasten mehrere Vorteile bieten. Studien haben gezeigt, dass diese Ernährungsweise helfen kann, den Blutzuckerspiegel zu stabilisieren und die Insulinempfindlichkeit zu verbessern. Durch die Reduzierung der Essenszeiten wird oft auch die Gesamtaufnahme von Kalorien verringert, was zur Gewichtsreduktion beitragen kann – ein wichtiger Faktor für viele Menschen mit Typ-2-Diabetes.

Ein weiterer positiver Aspekt des Intervallfastens ist die Möglichkeit der Autophagie, einem Prozess, bei dem der Körper beschädigte Zellen abbaut und recycelt. Dies könnte potenziell dazu beitragen, Entzündungen zu reduzieren und das Risiko von Diabetes-Komplikationen zu senken. Zudem berichten viele Menschen über eine gesteigerte geistige Klarheit während der Fastenperioden, was möglicherweise auf eine verbesserte metabolische Flexibilität zurückzuführen ist.

Trotz dieser Vorteile sollten Diabetiker beim Intervallfasten vorsichtig sein und sich gegebenenfalls ärztlich beraten lassen. Es ist wichtig sicherzustellen, dass während der Essensfenster nährstoffreiche Lebensmittel konsumiert werden und keine extremen Schwankungen im Blutzuckerspiegel auftreten. Eine ausgewogene Ernährung mit ausreichend Ballaststoffen, Proteinen und gesunden Fetten sollte Priorität haben.

- Gemüse wie Brokkoli oder Spinat sind ideale Nahrungsmittel während der Essensfenster.
- Proteinquellen wie Hülsenfrüchte oder mageres Fleisch unterstützen den Erhalt der Muskelmasse.
- Gesunde Fette aus Nüssen oder Avocados können helfen, das Sättigungsgefühl zu verlängern.

Insgesamt bietet Intervallfasten eine vielversprechende Strategie für Diabetiker zur Verbesserung ihrer Gesundheit. Mit einer sorgfältigen Planung und Überwachung kann es eine wertvolle Ergänzung zu ihrem Lebensstil darstellen.

15.3 Vegetarische/Vegane Ernährung

Die vegetarische und vegane Ernährung gewinnt zunehmend an Bedeutung, insbesondere im Kontext von chronischen Erkrankungen wie Diabetes. Diese Ernährungsformen basieren auf pflanzlichen Lebensmitteln und bieten eine Vielzahl von gesundheitlichen Vorteilen, die für Diabetiker besonders relevant sind. Eine gut geplante vegetarische oder vegane Ernährung kann helfen, den Blutzuckerspiegel zu stabilisieren, das Körpergewicht zu regulieren und das Risiko für Herz-Kreislauf-Erkrankungen zu senken.

Ein zentraler Aspekt der vegetarischen und veganen Ernährung ist der hohe Gehalt an Ballaststoffen, die in Obst, Gemüse, Hülsenfrüchten und Vollkornprodukten vorkommen. Ballaststoffe fördern nicht nur die Verdauung, sondern tragen auch zur Regulierung des Blutzuckerspiegels bei. Sie verlangsamen die Aufnahme von Zucker ins Blut und können somit Blutzuckerspitzen nach dem Essen verhindern. Studien zeigen, dass Menschen mit einer hohen Ballaststoffaufnahme ein geringeres Risiko für Typ-2-Diabetes haben.

Darüber hinaus sind pflanzliche Lebensmittel reich an Antioxidantien und entzündungshemmenden Verbindungen, die dazu beitragen können, Entzündungen im Körper zu reduzieren – ein wichtiger Faktor bei der Prävention von Diabetes-Komplikationen. Insbesondere Lebensmittel wie Beeren, grünes Blattgemüse und Nüsse sind hervorragende Quellen für diese gesundheitsfördernden Stoffe.

Es ist jedoch wichtig zu beachten, dass eine vegetarische oder vegane Ernährung sorgfältig geplant werden muss, um sicherzustellen, dass alle notwendigen Nährstoffe aufgenommen werden. Diabetiker sollten darauf achten, ausreichend Proteine aus Quellen wie Hülsenfrüchten, Tofu oder Seitan sowie gesunde Fette aus Avocados oder Nüssen in ihre Mahlzeiten einzubauen. Zudem sollte auf eine ausreichende Zufuhr von Vitaminen wie B12 geachtet werden, das vor allem in tierischen Produkten vorkommt.

- Hülsenfrüchte wie Linsen und Kichererbsen sind hervorragende Proteinquellen.
- Vollkornprodukte wie Quinoa oder Haferflocken liefern wertvolle Ballaststoffe.
- Nüsse und Samen bieten gesunde Fette sowie wichtige Mineralstoffe.

Insgesamt stellt die vegetarische oder vegane Ernährung eine vielversprechende Option für Diabetiker dar. Mit einer bewussten Auswahl an Lebensmitteln kann sie nicht nur zur Verbesserung der allgemeinen Gesundheit beitragen, sondern auch spezifisch positive Effekte auf den Blutzuckerspiegel haben.

16
Mythen über Diabetes entlarven

16.1 Häufige Missverständnisse

Die Aufklärung über Diabetes ist von entscheidender Bedeutung, um die Lebensqualität der Betroffenen zu verbessern und Vorurteile abzubauen. Viele Menschen haben falsche Vorstellungen über diese Erkrankung, die oft auf Mythen basieren. Diese Missverständnisse können nicht nur das Verständnis für Diabetes beeinträchtigen, sondern auch den Umgang mit der Krankheit erschweren.

- Eines der häufigsten Missverständnisse ist, dass Diabetes ausschließlich durch eine ungesunde Ernährung verursacht wird. Während eine schlechte Ernährung ein Risikofaktor sein kann, spielen auch genetische Veranlagungen und Umweltfaktoren eine wesentliche Rolle bei der Entstehung von Diabetes Typ 2.
- Es ist wichtig zu betonen, dass nicht jeder, der sich ungesund ernährt, zwangsläufig an Diabetes erkrankt.

Ein weiteres weit verbreitetes Missverständnis betrifft die Annahme, dass Menschen mit Diabetes keine Süßigkeiten oder Zucker konsumieren dürfen. Tatsächlich können Diabetiker in Maßen Süßigkeiten genießen, solange sie ihre Kohlenhydrataufnahme im Blick behalten und ihren Blutzuckerspiegel regelmäßig kontrollieren. Die Schlüsselkomponente liegt in der Balance und dem Verständnis für die eigene Ernährung.

Zusätzlich glauben viele Menschen fälschlicherweise, dass Insulin nur für Menschen mit Typ-1-Diabetes notwendig ist. Insulintherapie kann auch für Typ-2-Diabetiker erforderlich werden, insbesondere wenn andere Behandlungsformen nicht ausreichen, um den Blutzuckerspiegel zu kontrollieren. Dies verdeutlicht die Komplexität von Diabetes und die Notwendigkeit einer individuellen Therapieplanung.

Schließlich gibt es das Missverständnis, dass alle Diabetiker Übergewicht haben oder faul sind. Diese stereotype Sichtweise ignoriert die Vielfalt unter den Betroffenen und verkennt die Tatsache, dass viele Menschen mit Diabetes aktiv sind und einen gesunden Lebensstil führen können. Solche Vorurteile können dazu führen, dass Betroffene stigmatisiert werden und sich weniger Unterstützung suchen.

Die Entlarvung dieser Mythen ist entscheidend für ein besseres Verständnis von Diabetes in der Gesellschaft sowie für eine angemessene Unterstützung der Betroffenen im Alltag.

16.2 Fakten vs. Fiktion

Die Unterscheidung zwischen Fakten und Fiktionen im Zusammenhang mit Diabetes ist von zentraler Bedeutung, um Missverständnisse auszuräumen und eine informierte Gesellschaft zu fördern. Viele der verbreiteten Mythen über Diabetes können nicht nur das Bild der Erkrankung verzerren, sondern auch die Lebensqualität der Betroffenen negativ beeinflussen.

Ein weit verbreiteter Mythos besagt, dass Menschen mit Diabetes keine Kohlenhydrate konsumieren dürfen. Diese Annahme ist jedoch irreführend. Kohlenhydrate sind ein wichtiger Bestandteil einer ausgewogenen Ernährung, und Diabetiker können sie in Maßen genießen, solange sie ihre Gesamtaufnahme im Blick behalten und auf die Qualität der Kohlenhydrate achten. Vollkornprodukte, Obst und Gemüse sind Beispiele für gesunde Kohlenhydratquellen, die auch für Diabetiker geeignet sind.

Ein weiterer häufig gehörter Mythos ist die Vorstellung, dass Diabetes eine „Zuckerkrankheit" sei, die ausschließlich durch den Konsum von Zucker verursacht wird. Tatsächlich handelt es sich bei Diabetes um eine komplexe Stoffwechselerkrankung, deren Ursachen vielfältig sind. Genetische Faktoren, Übergewicht und Bewegungsmangel spielen ebenfalls eine entscheidende Rolle bei der Entstehung von Typ-2-Diabetes. Daher ist es wichtig zu verstehen, dass nicht nur Zucker allein verantwortlich ist.

Zusätzlich glauben viele Menschen fälschlicherweise, dass alle Diabetiker Insulin spritzen müssen. Während Insulin für einige Patienten unerlässlich ist – insbesondere für Typ-1-Diabetiker – gibt es zahlreiche Behandlungsmöglichkeiten für Typ-2-Diabetiker, darunter orale Medikamente und Lebensstiländerungen wie Ernährungsanpassungen und regelmäßige Bewegung. Die Therapie sollte individuell angepasst werden und hängt vom jeweiligen Gesundheitszustand ab.

Schließlich existiert das Vorurteil, dass alle Menschen mit Diabetes übergewichtig oder inaktiv sind. Diese stereotype Sichtweise ignoriert die Tatsache, dass viele Diabetiker einen aktiven Lebensstil führen und ein gesundes Gewicht haben können. Es ist wichtig zu erkennen, dass jeder Mensch einzigartig ist und unterschiedliche Herausforderungen hat.

Die Aufklärung über diese Mythen trägt dazu bei, Vorurteile abzubauen und das Verständnis für Diabetes in der Gesellschaft zu verbessern. Ein besseres Wissen kann dazu führen, dass Betroffene mehr Unterstützung erhalten und sich weniger stigmatisiert fühlen.

16.3 Aufklärung als Schlüssel

Die Aufklärung über Diabetes ist von entscheidender Bedeutung, um die weit verbreiteten Mythen und Missverständnisse zu entkräften, die oft mit dieser Erkrankung verbunden sind. Eine informierte Gesellschaft kann nicht nur das Leben der Betroffenen verbessern, sondern auch dazu beitragen, Vorurteile abzubauen und ein unterstützendes Umfeld zu schaffen.

Ein zentraler Aspekt der Aufklärung ist die Vermittlung von Wissen über die verschiedenen Typen von Diabetes. Viele Menschen sind sich nicht bewusst, dass es sowohl Typ-1- als auch Typ-2-Diabetes gibt, die unterschiedliche Ursachen und Behandlungsmethoden haben. Während Typ-1-Diabetes in der Regel genetisch bedingt ist und häufig im Kindesalter auftritt, wird Typ-2-Diabetes oft durch Lebensstilfaktoren wie Übergewicht und Bewegungsmangel beeinflusst. Durch gezielte Bildungsmaßnahmen können Betroffene besser verstehen, welche Risikofaktoren für sie persönlich relevant sind.

Darüber hinaus spielt die Ernährung eine zentrale Rolle im Management von Diabetes. Die Aufklärung darüber, dass Diabetiker durchaus Kohlenhydrate konsumieren können – wenn auch in Maßen – ist essenziell. Schulungsprogramme sollten Informationen über gesunde Ernährungsweisen bereitstellen und den Fokus auf vollwertige Lebensmittel legen. Dies fördert nicht nur das Verständnis für eine ausgewogene Ernährung, sondern ermutigt Diabetiker auch dazu, aktiv an ihrer Gesundheit zu arbeiten.

Ein weiterer wichtiger Punkt ist die Sensibilisierung für die psychologischen Aspekte des Lebens mit Diabetes. Viele Menschen fühlen sich aufgrund ihrer Erkrankung stigmatisiert oder missverstanden. Durch Aufklärungsarbeit kann das Bewusstsein für diese emotionalen Herausforderungen geschärft werden, was wiederum dazu beiträgt, ein unterstützendes Netzwerk aus Familie und Freunden aufzubauen.

Schließlich sollte die Aufklärung auch den Zugang zu medizinischer Versorgung thematisieren. Oftmals wissen Betroffene nicht genug über ihre Behandlungsoptionen oder wie sie ihre Ärzte am besten unterstützen können. Informationskampagnen könnten hier Abhilfe schaffen und sicherstellen, dass jeder Patient gut informiert in seine Therapieentscheidungen geht.

17
Zukünftige Entwicklungen in der Diabetesforschung

17.1 Neue Therapien

Die Entwicklung neuer Therapien für Diabetes ist von entscheidender Bedeutung, um den wachsenden Herausforderungen dieser chronischen Erkrankung zu begegnen. Innovative Ansätze in der Diabetesforschung zielen darauf ab, die Lebensqualität der Betroffenen zu verbessern und langfristige Komplikationen zu verhindern. In diesem Kontext sind mehrere vielversprechende Therapieansätze entstanden, die das Potenzial haben, die Behandlung von Diabetes grundlegend zu verändern.

Einer der aufregendsten Fortschritte ist die Entwicklung von **GLP-1-Rezeptoragonisten**, einer Klasse von Medikamenten, die nicht nur den Blutzuckerspiegel senken, sondern auch das Körpergewicht reduzieren können. Diese Medikamente wirken durch eine Erhöhung der Insulinsekretion und eine Verringerung der Glukagonproduktion im Körper. Klinische Studien haben gezeigt, dass Patienten unter GLP-1-Rezeptoragonisten signifikante Verbesserungen in ihrer Blutzuckerregulation und Gewichtsreduktion erfahren.

Ein weiterer innovativer Ansatz sind **SGLT-2-Inhibitoren**, die die Rückresorption von Glukose in den Nieren hemmen und somit helfen, überschüssige Glukose über den Urin auszuscheiden. Diese Therapie hat sich als vorteilhaft erwiesen, nicht nur zur Kontrolle des Blutzuckerspiegels, sondern auch zum Schutz vor Herz-Kreislauf-Erkrankungen und Nierenschäden bei Diabetikern.

Zusätzlich wird an **Immuntherapien** geforscht, insbesondere für Typ-1-Diabetes. Hierbei handelt es sich um Ansätze, die darauf abzielen, das Immunsystem so zu modulieren, dass es die insulinproduzierenden Beta-Zellen in der Bauchspeicheldrüse schützt oder regeneriert. Erste klinische Studien zeigen vielversprechende Ergebnisse hinsichtlich der Stabilisierung des Krankheitsverlaufs.

Schließlich gewinnen auch **digitale Gesundheitslösungen**, wie Apps zur Blutzuckerüberwachung und Telemedizin-Plattformen zur Unterstützung bei der Diabetesbehandlung, zunehmend an Bedeutung. Diese Technologien ermöglichen eine personalisierte Betreuung und fördern das Selbstmanagement bei Patienten.

Insgesamt zeigt sich ein klarer Trend hin zu individualisierten Therapieansätzen in der Diabetesbehandlung. Die Kombination aus medikamentösen Innovationen und digitalen Lösungen könnte dazu beitragen, die Herausforderungen des Diabetesmanagements effektiver zu bewältigen und damit einen bedeutenden Fortschritt im Kampf gegen diese weit verbreitete Erkrankung darzustellen.

17.2 Genetik und personalisierte Medizin

Die genetische Forschung spielt eine zunehmend zentrale Rolle in der Diabetesforschung, insbesondere im Hinblick auf die Entwicklung personalisierter Therapieansätze. Durch das Verständnis der genetischen Grundlagen von Diabetes können maßgeschneiderte Behandlungsstrategien entwickelt werden, die auf den individuellen genetischen Profilen der Patienten basieren. Dies könnte nicht nur die Effektivität der Therapien erhöhen, sondern auch Nebenwirkungen minimieren.

Ein bedeutender Fortschritt in diesem Bereich ist die Identifizierung spezifischer Gene, die mit einem erhöhten Risiko für Typ-1- und Typ-2-Diabetes assoziiert sind. Studien haben gezeigt, dass bestimmte genetische Marker wie das **TCF7L2**-Gen bei Typ-2-Diabetes eine entscheidende Rolle spielen. Personen mit bestimmten Varianten dieses Gens haben ein signifikant höheres Risiko, an Diabetes zu erkranken. Solche Erkenntnisse ermöglichen es Ärzten, Risikopatienten frühzeitig zu identifizieren und präventive Maßnahmen zu ergreifen.

Darüber hinaus eröffnet die genomische Analyse neue Perspektiven für die Entwicklung von Medikamenten. Beispielsweise könnten Medikamente gezielt auf Patienten zugeschnitten werden, deren genetische Profile sie anfälliger für bestimmte Therapien machen. Ein Beispiel hierfür sind **SGLT-2-Inhibitoren**, deren Wirksamkeit bei bestimmten Patientengruppen durch genetische Faktoren beeinflusst wird. Die Erforschung dieser Zusammenhänge könnte dazu führen, dass Ärzte künftig gezielter entscheiden können, welche Therapieform für welchen Patienten am besten geeignet ist.

Ein weiterer Aspekt der personalisierten Medizin ist die Integration von Daten aus verschiedenen Quellen – einschließlich genomischer Informationen, Lebensstilfaktoren und Umwelteinflüssen – um ein umfassendes Bild des Gesundheitszustands eines Patienten zu erhalten. Digitale Gesundheitslösungen können hierbei unterstützen, indem sie Daten sammeln und analysieren sowie individuelle Empfehlungen zur Lebensstiländerung geben.

Insgesamt zeigt sich ein klarer Trend hin zur Individualisierung in der Diabetesbehandlung durch genetische Erkenntnisse und innovative Technologien. Diese Entwicklungen versprechen nicht nur eine verbesserte Behandlungseffektivität, sondern auch eine höhere Lebensqualität für Menschen mit Diabetes.

17.3 Prävention durch Forschung

Die Prävention von Diabetes ist ein zentrales Anliegen der modernen Forschung, da die Inzidenz dieser Erkrankung weltweit stetig ansteigt. Durch innovative Forschungsansätze können präventive Maßnahmen entwickelt werden, die nicht nur das Risiko für Diabetes senken, sondern auch die Lebensqualität der Betroffenen verbessern. Ein wichtiger Aspekt hierbei ist die Identifizierung von Risikofaktoren und deren gezielte Ansprache.

Ein vielversprechender Ansatz in der Präventionsforschung ist die Untersuchung des Mikrobioms. Studien zeigen, dass eine ausgewogene Mikrobiota im Darm einen positiven Einfluss auf den Stoffwechsel hat und somit das Risiko für Typ-2-Diabetes verringern kann. Die Manipulation des Mikrobioms durch Ernährung oder Probiotika könnte daher eine neue Strategie zur Diabetesprävention darstellen.

Darüber hinaus spielt der Lebensstil eine entscheidende Rolle bei der Entstehung von Diabetes. Forschungsprojekte, die sich mit Verhaltensänderungen befassen, haben gezeigt, dass Programme zur Gewichtsreduktion und regelmäßige körperliche Aktivität signifikante Erfolge in der Prävention von Typ-2-Diabetes erzielen können. Solche Programme sollten individuell angepasst werden, um maximale Effizienz zu gewährleisten.

Ein weiterer innovativer Ansatz ist die Nutzung digitaler Technologien zur Überwachung und Unterstützung von Risikopatienten. Mobile Apps und tragbare Geräte ermöglichen es Nutzern, ihre Gesundheitsdaten in Echtzeit zu verfolgen und erhalten personalisierte Empfehlungen zur Verbesserung ihres Lebensstils. Diese Technologien fördern nicht nur das Bewusstsein für eigene Gesundheitsrisiken, sondern motivieren auch zu aktiven Veränderungen.

Zusammenfassend lässt sich sagen, dass die Forschung zur Diabetesprävention vielfältige Ansätze verfolgt – von genetischen Studien über Ernährungsforschung bis hin zu digitalen Lösungen. Die Kombination dieser Erkenntnisse wird entscheidend sein für zukünftige Strategien zur Bekämpfung der Diabetesepidemie und zur Förderung eines gesünderen Lebensstils in der Bevölkerung.

18
Fazit und Ausblick

18.1 Zusammenfassung der wichtigsten Punkte

Die vorliegende Zusammenfassung bietet einen kompakten Überblick über die zentralen Aspekte des Lebens mit Diabetes, die in diesem Buch behandelt werden. Diabetes ist nicht nur eine medizinische Herausforderung, sondern auch eine komplexe Lebenssituation, die sowohl körperliche als auch psychische Dimensionen umfasst. Die Erkenntnisse aus den vorhergehenden Kapiteln verdeutlichen, dass ein ganzheitlicher Ansatz zur Behandlung und zum Management dieser Erkrankung unerlässlich ist.

- Ein wesentlicher Punkt ist die Unterscheidung zwischen den verschiedenen Typen von Diabetes, insbesondere Typ 1 und Typ 2.
- Während Typ 1 oft in der Kindheit oder Jugend auftritt und durch eine autoimmune Zerstörung der Insulin produzierenden Zellen gekennzeichnet ist, entwickelt sich Typ 2 häufig im Erwachsenenalter und steht in engem Zusammenhang mit Lebensstilfaktoren wie Übergewicht und Bewegungsmangel. Diese Differenzierung ist entscheidend für das Verständnis der jeweiligen Behandlungsstrategien.

Ein weiterer zentraler Aspekt ist die Bedeutung einer ausgewogenen Ernährung. Die Auswahl geeigneter Lebensmittel spielt eine Schlüsselrolle bei der Blutzuckerkontrolle. Hierbei wird nicht nur auf die Menge der Kohlenhydrate geachtet, sondern auch auf deren Qualität. Vollkornprodukte, frisches Obst und Gemüse sowie gesunde Fette sollten bevorzugt werden. Zudem wird empfohlen, Mahlzeiten regelmäßig zu planen und Portionsgrößen zu kontrollieren, um Blutzuckerspitzen zu vermeiden.

Körperliche Aktivität stellt einen weiteren Pfeiler im Management von Diabetes dar. Regelmäßige Bewegung kann nicht nur helfen, das Gewicht zu regulieren, sondern auch die Insulinempfindlichkeit verbessern und somit den Blutzuckerspiegel stabilisieren. Es wird geraten, mindestens 150 Minuten moderate Bewegung pro Woche anzustreben.

Schließlich sind emotionale Unterstützung und Stressbewältigung von großer Bedeutung für Menschen mit Diabetes. Stress kann sich negativ auf den Blutzuckerspiegel auswirken; daher sind Techniken wie Achtsamkeit oder Entspannungsübungen hilfreich. Das Buch bietet praktische Tipps zur Integration solcher Strategien in den Alltag.

Insgesamt vermittelt dieses Buch wertvolle Informationen und Werkzeuge für ein selbstbestimmtes Leben mit Diabetes. Die Leser werden ermutigt, aktiv an ihrer Gesundheit zu arbeiten und informierte Entscheidungen zu treffen.

18.2   Ermutigung   zur   aktiven   Teilnahme   am   eigenen Gesundheitsmanagement

Die aktive Teilnahme am eigenen Gesundheitsmanagement ist ein entscheidender Faktor für den Erfolg der Diabetesbehandlung. Menschen mit Diabetes sind nicht nur passive Empfänger medizinischer Versorgung, sondern sollten als aktive Mitgestalter ihrer Gesundheit betrachtet werden. Diese Perspektive fördert nicht nur das Verständnis für die Erkrankung, sondern stärkt auch das Selbstbewusstsein und die Eigenverantwortung.

Ein zentraler Aspekt der aktiven Teilnahme ist die Bildung. Durch gezielte Schulungsprogramme können Betroffene lernen, wie sie ihre Blutzuckerwerte selbst überwachen und interpretieren können. Solche Programme bieten nicht nur Informationen über Ernährung und Bewegung, sondern auch über den Umgang mit Stress und emotionalen Herausforderungen. Ein Beispiel hierfür sind Workshops, in denen Teilnehmer praktische Tipps zur Zubereitung gesunder Mahlzeiten erhalten oder gemeinsam Sport treiben.

Darüber hinaus spielt die Unterstützung durch Angehörige und Fachkräfte eine wesentliche Rolle. Ein starkes soziales Netzwerk kann dazu beitragen, dass sich Betroffene weniger isoliert fühlen und motivierter sind, aktiv an ihrem Gesundheitsmanagement teilzunehmen. Regelmäßige Gespräche mit Ärzten oder Diätassistenten können helfen, individuelle Ziele zu setzen und Fortschritte zu dokumentieren. Dies schafft ein Gefühl der Verantwortung und des Engagements für die eigene Gesundheit.

Technologische Hilfsmittel wie Apps zur Blutzuckermessung oder Fitness-Tracker bieten zusätzliche Anreize zur aktiven Teilnahme. Diese Tools ermöglichen es den Nutzern, ihre Fortschritte in Echtzeit zu verfolgen und Anpassungen vorzunehmen, wenn dies erforderlich ist. Die Integration solcher Technologien in den Alltag kann das Gesundheitsmanagement erheblich erleichtern und gleichzeitig das Bewusstsein für gesunde Lebensgewohnheiten schärfen.

Zusammenfassend lässt sich sagen, dass die Ermutigung zur aktiven Teilnahme am eigenen Gesundheitsmanagement nicht nur die Lebensqualität von Menschen mit Diabetes verbessert, sondern auch langfristig zu besseren gesundheitlichen Ergebnissen führt. Indem sie befähigt werden, informierte Entscheidungen zu treffen und Verantwortung für ihr Wohlbefinden zu übernehmen, können Betroffene ein selbstbestimmtes Leben führen.

18.3 Ressourcen für weiteres Lernen

Die kontinuierliche Weiterbildung ist ein wesentlicher Bestandteil des Gesundheitsmanagements, insbesondere für Menschen mit Diabetes. Um die eigene Gesundheit aktiv zu gestalten und informierte Entscheidungen zu treffen, sind verschiedene Ressourcen von großer Bedeutung. Diese Ressourcen können in Form von Bildungsangeboten, digitalen Tools und sozialen Netzwerken bereitgestellt werden.

Ein zentraler Aspekt sind Schulungsprogramme, die speziell auf die Bedürfnisse von Diabetikern zugeschnitten sind. Solche Programme bieten nicht nur theoretisches Wissen über die Erkrankung, sondern auch praktische Fähigkeiten zur Selbstüberwachung und -verwaltung. Viele Kliniken und Diabeteszentren bieten Workshops an, in denen Teilnehmer lernen, wie sie ihre Ernährung optimieren oder ihre Blutzuckerwerte effektiv kontrollieren können. Diese Programme fördern nicht nur das Verständnis der Krankheit, sondern stärken auch das Selbstbewusstsein der Betroffenen.

Darüber hinaus spielen digitale Lernressourcen eine zunehmend wichtige Rolle. Online-Kurse und Webinare ermöglichen es den Nutzern, flexibel und ortsunabhängig zu lernen. Plattformen wie YouTube oder spezialisierte Gesundheitsportale bieten eine Fülle von Informationen in Form von Videos und Artikeln an. Apps zur Blutzuckermessung oder Ernährungsplanung unterstützen zudem den Alltag der Betroffenen und helfen ihnen dabei, ihre Fortschritte zu dokumentieren.

Ein weiterer wichtiger Faktor ist die Unterstützung durch soziale Netzwerke. Der Austausch mit anderen Betroffenen kann motivierend wirken und wertvolle Tipps liefern. Online-Foren oder lokale Selbsthilfegruppen bieten Raum für Diskussionen über Herausforderungen im Alltag sowie Erfolge bei der Krankheitsbewältigung. Diese Gemeinschaftsressourcen tragen dazu bei, dass sich Menschen weniger isoliert fühlen und ermutigt werden, aktiv an ihrem Gesundheitsmanagement teilzunehmen.

Zusammenfassend lässt sich sagen, dass eine Vielzahl von Ressourcen zur Verfügung steht, um das Lernen über Diabetes zu fördern und die aktive Teilnahme am eigenen Gesundheitsmanagement zu unterstützen. Durch gezielte Bildung, digitale Hilfsmittel und soziale Interaktion können Betroffene nicht nur ihr Wissen erweitern, sondern auch ein selbstbestimmtes Leben führen.

Referenzen:
- American Diabetes Association. (2022). Standards of Medical Care in Diabetes.
- Deutsche Diabetes Gesellschaft. (2021). Leitlinien zur Therapie des Diabetes mellitus.
- World Health Organization. (2020). Global report on diabetes.
- World Health Organization. (2018). Healthy Diet.
- National Institute of Diabetes and Digestive and Kidney Diseases. (2019). Understanding diabetes types.
- Schmidt, M., & Müller, R. (2019). Ernährung und Bewegung bei Diabetes Typ 2.
- Keller, J. (2021). Pflanzliche Ernährung bei Diabetes: Ein Leitfaden für Betroffene.
- BZgA. (2019). Aufklärung über Diabetes: Informationen für Betroffene.
- Deutsche Diabetes Gesellschaft. (2021). Ernährung bei Diabetes.
- Kassenärztliche Bundesvereinigung. (2020). Arzt-Patienten-Kommunikation im Gesundheitswesen.
- Müller, A. & Becker, T. (2019). Verhaltensänderungen zur Prävention von Typ-2-Diabetes.
- Schmidt, M., et al. (2020). Die Rolle des Mikrobioms in der Diabetesprävention.
- Diabetes Ratgeber - Fachzeitschrift mit aktuellen Themen und Erfahrungsberichten.
- Kahn, S.E., et al. (2014). The importance of early diagnosis and intervention in diabetes management.

„Praktische Tipps für Diabetiker" ist ein wertvolles Werk, das sich mit der weit verbreiteten chronischen Erkrankung Diabetes auseinandersetzt, von der weltweit über 537 Millionen Menschen betroffen sind. Das Buch richtet sich an Betroffene sowie deren Angehörige und bietet praktische Ratschläge zur Verbesserung der Lebensqualität und des Alltagsmanagements.

Das Buch beginnt mit einem Überblick über die verschiedenen Typen von Diabetes und erläutert die Symptome sowie die Diagnoseverfahren. Ein zentraler Aspekt ist die diabetische Ernährung, wobei geeignete Lebensmittel, die Bedeutung von Kohlenhydraten und die Planung von Mahlzeiten behandelt werden. Zudem wird auf die Rolle körperlicher Aktivität eingegangen und wie diese den Blutzuckerspiegel beeinflusst. Praktische Tipps zur Stressbewältigung und zur Förderung des emotionalen Wohlbefindens ergänzen das Thema.

Ein weiterer wichtiger Punkt sind Strategien zur Blutzuckerkontrolle, einschließlich der Nutzung von Blutzuckermessgeräten und der Interpretation der Ergebnisse. Das Buch thematisiert auch häufige Komplikationen im Zusammenhang mit Diabetes sowie deren Prävention, um ein umfassendes Verständnis für die langfristigen Auswirkungen zu vermitteln. Insgesamt bietet „Praktische Tipps für Diabetiker" wertvolle Einblicke und Werkzeuge, um ein erfülltes und gesundes Leben zu führen, während es den Lesern hilft, ihr Wissen zu erweitern und ihre Lebensweise positiv zu verändern.

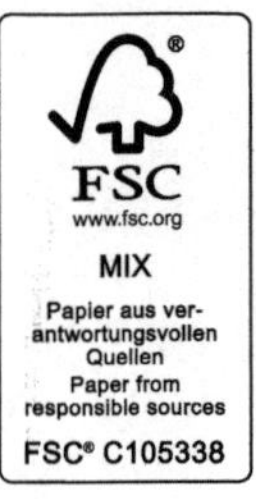

Verlag: BoD · Books on Demand GmbH, Überseering 33,
22297 Hamburg, bod@bod.de
Druck: Libri Plureos GmbH, Friedensallee 273,
22763 Hamburg
ISBN: 978-3-7693-2315-3